JEJUM INTEF

Livro De Receitas Da Dieta 5: 2 Com Mais De 80
Receitas Para Perda De Peso E Emagrecimento

(Receitas com baixas calorias para dietas 5:2 para
emagrecer)

Paul Fox

Traduzido por Daniel Heath

Paul Fox

Jejum Intermitente: Livro De Receitas Da Dieta 5: 2 Com Mais De 80 Receitas Para Perda De Peso E Emagrecimento (Receitas com baixas calorias para dietas 5:2 para emagrecer)

ISBN 978-1-989853-09-2

Termos e Condições

De modo nenhum é permitido reproduzir, duplicar ou até mesmo transmitir qualquer parte deste documento em meios eletrônicos ou impressos. A gravação desta publicação é estritamente proibida e qualquer armazenamento deste documento não é permitido, a menos que haja permissão por escrito do editor. Todos os direitos são reservados.

As informações fornecidas neste documento são declaradas verdadeiras e consistentes, na medida em que qualquer responsabilidade, em termos de desatenção ou de outra forma, por qualquer uso ou abuso de quaisquer políticas, processos ou instruções contidas, é de responsabilidade exclusiva e pessoal do leitor destinatário. Sob nenhuma circunstância qualquer, responsabilidade legal ou culpa será imposta ao editor por qualquer reparação, dano ou perda monetária devida às informações aqui contidas, direta ou indiretamente. Os respectivos autores são proprietários de todos os direitos autorais não detidos pelo editor.

Termos de Responsabilidade:

Observe também que as informações contidas neste documento são apenas para fins educacionais e de entretenimento. Todo esforço foi feito para fornecer informações completas precisas, atualizadas e confiáveis. Nenhuma garantia de qualquer tipo é expressa ou mesmo implícita. Os leitores reconhecem que o autor não está envolvido na prestação de aconselhamento jurídico, financeiro, médico ou profissional.

Ao ler este documento, o leitor concorda que sob nenhuma circunstância somos

Índice

Parte 1

Introdução

A obesidade é uma das principais causas de diabetes, doenças cardíacas e uma ampla gama de outras doenças. Mudanças enormes no estilo de vida devem ocorrer para quem quer perder peso, ficar saudável e ter uma aparência melhor. Tudo começa com seus hábitos alimentares.

Hoje, existem muitas técnicas populares de perda de peso, sendo que duas são extremamente bem-sucedidas: o jejum intermitente e a dieta cetogênica. Essas duas dietas não são tradicionais porque as duas dietas não exigem que você controle a ingestão de calorias.

Este livro trata da combinação dessas duas dietas para obter a máxima perda de peso e resultados de saúde. Os leitores aprenderão mais sobre o jejum intermitente e a dieta cetogênica, além de receberem insights detalhados sobre o motivo pelo qual esses dois trabalham juntos tão bem e por que as pessoas que querem perder peso devem seguir esses planos/técnicas. Finalmente, você aprenderá como combinar os dois para ter sucesso usando um plano de refeições com receitas.

Mais uma vez, obrigado por baixar este livro.

Aproveite!

Capítulo 1

Fundamentos do jejum intermitente

Primeiro, o jejum intermitente ou JI (ou IF) não é uma dieta restritiva em calorias. O foco do jejum intermitente (IF) é quando você pode comer ao invés do que você come.

A regra é simples: coma o quanto quiser por um certo período, essa é a janela de comer. Então você para de comer por um certo período, que é o período de jejum.

O principal objetivo do período de jejum é fazer com que o corpo use gordura armazenada como energia. A gordura armazenada no corpo é usada mais facilmente quando você não está comendo. Este é o período em que o corpo entra no estado cetogênico. O corpo queima as reservas de gordura para criar cetonas, que servirão como energia para muitos processos celulares.

O jejum é difícil?

O jejum não é um conceito novo. Seu corpo entra no período de jejum quando você está dormindo. Se você comer antes de dormir e dormir por 8 horas, você imediatamente toma o café da manhã ao acordar, você jejuou por 8 horas. Daí o nome desjejum ou café da manhã.

IF recomenda prolongar esse período de jejum para perder peso. Isso pode parecer difícil no começo, mas é possível. Você pode não ter percebido isso, sendo que pode ter jejuado involuntariamente por 12 horas ou mais pulando refeições. Apenas com o IF, você segue um cronograma específico para o jejum para obter os resultados que está procurando.

Uma Simples ilustração:

Jantar: 19:00

Hora de dormir: meia-noite

Tempo de acordar: 6:00am

Café da manhã: 7:00am

Se você não comeu nada entre o jantar e a hora de dormir, você ficou sem comida por 5 horas. Então, você dormiu da meia-noite às 6:00 da manhã, são mais 6 horas, adiciona 1 hora antes do café da manhã e jejuou por um total de 12 horas.

Supondo que você pulou o café da manhã e sua primeira refeição foi ao meio-dia, então você teria um total de 17 horas.

Jejum Intermitente é possível, envolve apenas um planejamento cuidadoso e uma implementação rigorosa. O programa permite que você continue por horas sem comida, então lhe diz para comer o que quiser depois do jejum.

Como isso faz você perder peso?

Funciona porque existe uma janela para o jejum e para a alimentação. Você decide o que funciona para você. Por exemplo, você escolhe as 16/8 horas da janela. São 16 horas de jejum e 8 horas quando você pode comer o que quiser.

Você pode beber água e outras bebidas sem calorias durante a janela de jejum. Se você optar por café, não adicione creme ou leite.

Janela para comer

O próximo elemento importante do jejum intermitente é a janela alimentar. Este é um período designado para comer qualquer coisa. Quanto tempo dura depende de você.

Algumas pessoas gostam de ter calma e ir para um IF 16/8. Isso significa jejum de 16 horas, incluindo o tempo gasto dormindo. Às 8 horas restantes é a janela que vai comer. A janela para comer não significa que você coma continuamente por 8 horas. Você está autorizado a comer sempre que estiver com fome durante a janela para comer, além disso, você para de comer.

Voltando ao 16/8. Rápido por 16 horas, ignorando o café da manhã, em seguida, passar 8 horas no momento dajanela para comer. A primeira refeição do dia é ao meio-dia.

Você pode comer qualquer coisa entre o meio dia e as 8 da noite. Após as 20h, você não consumirá alimentos até o meio dia do dia seguinte.

Este é o horário de jejum intermitente mais simples. Existem diferentes variações a seguir. O programa é flexível e acomoda mudanças nos horários ou o que é mais conveniente para você.

Capítulo 2

Quão Rápido é o Jejum Intermitente

Muitas pessoas assumem que apenas a glicose é usada pelo corpo como combustível. Isso não é verdade!

O corpo tem outras fontes de energia. A glicose é a principal fonte de energia na dieta de hoje. É facilmente digerido e absorvido. É rapidamente queimado também. No entanto, não é o mais eficiente de usar. Muito da glicose não é usada e é armazenado como gordura.

As cetonas são um tipo de combustível mais eficiente para o corpo. É melhor regulado e usado de forma mais eficiente. O excesso de glicose é transformado em gordura. Cetonas em excesso não voltam a ser moléculas de gordura, mas são excretadas pela urina. Você não pode engordar comendo gordura.

Você queima mais gordura para energia enquanto as cetonas não utilizadas são eliminadas. O uso de cetonas para energia é muito melhor do que o ciclo da glicose, onde o excesso se transforma em depósitos de gordura.

Passos do IF

O programa é simples e você tem controle total. Você não precisa seguir um regime rigoroso, nem precisa contar calorias.

O jejum intermitente normalmente se parece com isso:

1. Configure seu período de jejum e janela para comer.

Estabeleça um cronograma que você pode manter e cumprir. A maioria das pessoas prefere a janela de jejum para dormir, por isso não é tão difícil. Então, se você escolher o período de jejum de 16 horas, você precisa determinar suas horas normais de sono. Você está dormindo à meia-noite? Em seguida, determine a que horas você normalmente acorda, das 6h às 8h.

2. Adicione o número de horas dormidas.

Por exemplo, você quer jejuar na segunda-feira. Você vai dormir no domingo às 11 da noite. Você acorda na segunda-feira de manhã às 7 da manhã. Isso é dormir e jejuar por 8 horas.

3. Adicione algumas horas antes de dormir e depois de acordar para obter o período de jejum desejado.

Usando o mesmo exemplo acima, você já tem 8 horas de jejum durante o sono. Para obter o total de 16 horas de jejum, adicione algumas horas antes de dormir e depois de acordar. Pense na sua atividade de segunda-feira de manhã. Quando você provavelmente terá tempo para comer? Por exemplo, você pode ter uma manhã de segunda-feira movimentada e você estará livre para comer às 13h.

Calcule as horas entre o acordar e o tempo que você provavelmente terá tempo para uma refeição.

Isso seria das 7 da manhã às 1 da tarde, para um total de 6 horas. Acrescente isso ao período de jejum durante o sono, dando 14 horas. Para obter o total de 16 horas de jejum, adicione as horas antes de você ir dormir no domingo. Isso significaria que você terminará a última refeição no domingo às 21h. Isso lhe dará 2 horas entre a última refeição e a hora de dormir.

4. Adicione todas as horas para verificar se você tem o período de jejum correto.

No exemplo acima, você tem 2 horas antes de dormir para começar o jejum, mais 8 horas de sono, mais 6 horas entre as 7h e comer a primeira refeição do dia às 13h. Isso dará 16 horas de jejum na segunda-feira.

5. Decida com que frequência você deseja jejuar a cada semana. Será todos os dias ou 5 dias por semana com 2 dias de refeições regulares ou apenas algumas vezes por semana?

6. Escreva a programação e defina os alarmes para lembrá-lo de que é hora de iniciar ou encerrar o jejum e a janela de alimentação.

7. Durante a janela para comer, você pode comer o que quiser. Sem pesagem, sem contagem de calorias, sem listas de alimentos, sem refeições especiais, sem preparativos exigentes.

Problemas com IF

Algumas pessoas jejuam por períodos mais longos, mas não conseguem atingir seus objetivos. O culpado mais provável é seus hábitos alimentares. O jejum intermitente permite que você coma o que quiser. No entanto, você ainda precisa saber como se limitar. Quais alimentos são bons para você está além do escopo deste livro, sendo que você provavelmente tem uma ideia do que é saudável e do que não é. (Se você sentir que precisa de ajuda para aprender o que comer_clique aqui_.)

Considere esta ilustração: você entra em cetogênese ao jejuar por 16 horas. A primeira refeição para quebrar o jejum será ao meio-dia. Depois de uma hora, você come um prato de massa com uma fatia de torta de chocolate. Às 4 da tarde, você come uma fatia de pizza com uma garrafa de refrigerante. Jantar às 6 da tarde é bife e purê de batatas.

Observou alguma coisa? Suas refeições ao longo do dia estão cheias de carboidratos. Pense na comida que você normalmente come se ainda não estiver na dieta cetônica. Pode surpreendê-lo o quanto é cheia de carboidratos.

Qualquer progresso feito durante o período de jejum pode diminuir rapidamente. Esta janela alimentar rica em carboidratos promove níveis instáveis de açúcar no sangue. Isso torna o jejum mais desafiador do que deveria ser de várias maneiras. Aqui estão algumas delas:

1. Pobre de energia

Durante o período de jejum, o corpo começa a confiar em cetonas para obter energia. Então você come muitos carboidratos e inicia o ciclo de alta e baixa novamente.

Demasiados carboidratos produzirão mais glicose, desencadeando o aumento da produção de insulina. Isso resulta em circulação excessiva de glicose, sendo armazenada como gordura.

Isso também resulta em menor energia. Muitos que fazem a dieta do IF reclamam de se tornar letárgicos durante a janela para comer. Não é porque o IF não funciona, sendo que eles comem muitos carboidratos durante a janela para comer. Eu definitivamente experimentei esse problema antes de combinar o jejum intermitente com a dieta cetônica.

2. Picos de açúcar no sangue

Os picos de açúcar no sangue desencadeiam grandes quantidades de insulina a serem libertadas. Isso causará uma rápida queda nos níveis de açúcar no sangue. Os efeitos serão:

- Problema com foco
- Sonolência
- Tontura
- Mau Humor
- Desejos intensos

3. Desejos

Os desejos são a maneira do corpo de obter mais glicose no sangue. A rápida ascensão e queda dos níveis de açúcar no sangue levam o corpo a pensar que tem uma grande necessidade de energia e que a ingestão de alimentos não é suficiente para suprir isso.

A intensidade dos desejos após longas horas de jejum podem ser forte. Algumas pessoas reclamam que não conseguem pensar em nada além de comida. Os piores desejos atingem o próximo período de jejum. Isso torna muito mais difícil que o último jejum.

É aqui que a dieta cetogênica vem para ajudar.

Antes de chegarmos a isso em detalhes, vamos dar uma olhada no IF.

Os seis programas comuns de jejum intermitente

Agora que temos algum conhecimento sobre o jejum intermitente, vamos ver as 6 maneiras mais comuns pelas quais as pessoas fazem um jejum intermitente. Esses métodos estão listados na facilidade típica de aderir ao jejum. Todo mundo é diferente, sendo que geralmente eles vão chegar nesta ordem. Esses métodos incluem o método de pular refeição espontânea, o método 16/8, o método da dieta 5:2, o método comer-parar de comer, o método da dieta Warrior e o jejum alternativo de um dia. Vamos ver os detalhes de cada método.

dia de jejum de calorias, mas vale a pena o esforço se você decidir que esse método é para você. Isso pode não ser um método que você pode fazer a longo prazo. Algumas pessoas fazem isso por um mês todos os anos, algumas pessoas começam, param e reiniciam quando estão prontas. É totalmente sua responsabilidade conhecer seu corpo, conhecer seus limites e decidir o que funcionará melhor para você.

Capítulo 3

Mitos sobre comer

Jejum intermitente é uma abordagem para o controle de peso que vai contra muitas crenças antigas sobre como devemos comer. Rebater esses mitos é fundamental para alcançar seus objetivos com o IF.

Mito #1

Café da manhã é a refeição mais importante do dia

Isso nem sempre é verdade. Algumas pessoas se beneficiam de comer um grande café da manhã, especialmente aqueles que têm uma manhã intensa. Eles precisam dessa energia para mantê-los funcionando.

No entanto, pular o café da manhã não vai deixar você insalubre. Pode realmente ajudá-lo a perder peso, mas você ainda tem a energia que precisa para o dia. Na verdade, você pode até ter um foco melhor e níveis de energia mais altos do que quando você toma o café da manhã.

Olhe para os itens de café da manhã que são habituais. Cereais, waffles, panquecas, muffins, rosca e assim por diante. Observou o padrão lá?

Estes são todos alimentos ricos em carboidratos. Consumir qualquer um desses para o café da manhã pode fazer com que você se sinta lento no meio da manhã, ao cair dos níveis de açúcar no sangue que estão caindo. Você provavelmente desejará doces pouco saudáveis para aumentar sua energia.

Na verdade, você não priva seu corpo de energia necessária quando você pula o café da manhã. O excesso de gordura armazenada em seu corpo pode mais do que compensar.

Mito #2

Coma refeições pequenas e regulares por dia

A tendência para muitos outros tipos de dietas é comer 5 pequenas refeições por dia. Isso pode realmente impedir você de atingir suas metas de perda de peso.

Refeições pequenas frequentes mantêm os níveis de insulina elevados. Refeições pequenas com alto teor de carboidratos produzem picos de insulina. Esses picos de insulina fazem você desejar comida o tempo todo. Os picos de insulina aceleram a entrada de glicose do sangue nas células. Quanto mais rápida a glicose entra nas células, mais rapidamente os níveis de glicose no sangue caem. Quando esses níveis caem, o corpo reconhece isso como um sinal para comer. Isso leva o corpo a comer mais e a comer frequentemente perpetuando o ciclo.

Como isso continua acontecendo, as células devem lidar com um excedente de glicose. As células usam glicose como energia para suas diversas funções. Excesso de glicose nas células é transformado em glicogênio, sua forma de armazenamento. À medida que o glicogênio se acumula, é convertido em células adiposas.

Se isso acontecer continuamente, depósitos de gordura começam a se formar em várias partes do corpo. Você recebe esses depósitos de gordura indesejados nas coxas, barriga, braços, costas e nádegas, para citar alguns.

Mito #3

A maioria dos requisitos de carboidratos do dia deve ser consumida no café da manhã

Isto é baseado na crença de que os carboidratos ingeridos no início do dia são mais bem aproveitados pelo organismo. É como encher seu carro pela manhã, para que você tenha o suficiente para passar o dia.

Não é bem assim que o corpo funciona. Se você estiver usando açúcar como combustível, precisará consumir carboidratos ao longo do dia. Ele fornece energia rápida para abastecer as atividades do dia e serve como uma fonte de energia rápida e de curta duração que preenche qualquer lacuna de energia à medida que o corpo espera por mais glicose. Uma fonte de energia muito mais confiável é de cetonas, que é o que veremos a seguir.

Capítulo 4

O que é a dieta cetogênica

A dieta cetogênica é um tipo de dieta que promove a produção e o uso de cetonas como a principal fonte de energia do organismo. A dieta é sobre maior ingestão de gordura com ingestão muito baixa de carboidratos. Isso treina o corpo a se queimar em vez de armazenar gordura.

A gordura é queimada para criar cetonas. Estas cetonas são moléculas de energia para o corpo como a glicose é. As cetonas penetram nas células através da corrente sanguínea e as células metabolizam-nas em energia. Há muitas maneiras que o corpo pode se beneficiar de cetonas. É uma forma eficiente de energia que o cérebro usa para executar suas funções.

Como o corpo queima gordura para se transformar em cetonas, a perda de peso acontece. Você não precisa passar fome para queimar gordura. Tudo o que você precisa fazer é remover a maioria dos carboidratos da sua dieta e substituí-los por gordura.

Como funciona o cetogênico

Como exatamente você deveria perder gordura enquanto come mais gordura?

Quanto você consegue comer?

Primeiro, o corpo tem uma regulação intrínseca da quantidade de gordura que podemos comer. Nossos corpos não têm o mesmo controle de carboidratos.

Pegue 226 gramas de bife gorduroso e 226 gramas de macarrão. Coma um para o almoço e outro para o jantar. O que fez você se sentir mais cheio, bife ou macarrão? É o bife, com certeza. Além disso, é mais provável que você não tenha conseguido terminar o bife de 226 gramas, e provavelmente você aproveitou a tarde inteira para digerir esse bife.

Compare isso com macarrão. Com certeza, você estava pegando uns petiscos de 1 a 2 horas depois de comer tanta massa e podia comer muito mais antes de ficar satisfeito.

Quão rápido podemos digeri-lo?

Outro ponto é a rapidez com que podemos digerir gordura e carboidratos. Digestão de carboidratos começa quando mastigamos com a enzima amilase em nossa saliva. A digestão gorda acontece no intestino delgado onde a bílis tem que agir primeiro.

Se o corpo digere mais rápido, nós o absorvemos mais rápido. Se absorvermos mais rapidamente, consumimos mais rápido. Se consumimos mais rápido, sentimos fome mais cedo. Simplificando, nós digerimos, absorvemos e usamos carboidratos mais rápido que a gordura. Assim, sentimos fome mais rapidamente depois de uma refeição rica em carboidratos.

Com que eficiência podemos usar a energia dela?

Um último e importante ponto é sobre as moléculas de energia resultantes de carboidratos e gordura. Carboidratos são transformados em glicose. A gordura é transformada em cetonas. Suas células podem receber muita glicose, mas não podem usar tudo isso de uma só vez. O excesso é transformado em gordura. A glicose é absorvida rapidamente, sendo que a rápida absorção não significa uma utilização rápida. Qualquer coisa que não seja usada imediatamente é imediatamente armazenada.

As células recebem uma quantidade muito menor de cetonas. É fornecido em um fluxo pequeno, sendo que estável. As células conseguem absorvê-las e usá-las de maneira mais eficiente. Qualquer excesso não é convertido novamente em gordura, mas é excretado através da urina.

O que é uma refeição keto?

Muitos especialistas dizem que uma refeição cetônica é como a comprovada dieta mediterrânea. É rico em carnes e óleos e muito pobre em carboidratos. Uma refeição keto típica geralmente contém manteiga, leite, creme, queijo e óleos, como azeite de oliva e óleo de coco. Também é abundante em cortes gordurosos de carne. Coxa de frango? Coxas de frango frito? Bife com toda a gordura e cozido em muita manteiga e azeite? Frutos do mar? Peixe gordo cozido em manteiga? Estes são comuns na dieta cetônica. Não se esqueça dos ovos!

É abundante em vegetais que crescem acima do solo, e não nas culturas de raízes amiláceas. Gosta de uma salada? Claro, com um molho cremoso ou à base de óleo. Mas não processados curativos e condimentos, como ketchup.

É praticamente qualquer coisa, contanto que contenha muito pouco carboidrato.

Uma refeição ceto evita o seguinte:

- Pão, até mesmo os multi-grãos
- Massa
- Açúcar e tudo o que tem, por exemplo, bebidas esportivas, donut's, guloseimas congeladas, cereais matinais
- Feijão
- Lentilhas
- Batata frita
- Batata Doce
- Arroz
- Aveia
- Batatas fritas
- Cerveja
- Frutas muito doces

Você está basicamente removendo tudo o que você sabe que é insalubre para começar. Tome açúcar branco, massa branca e farinha branca, por exemplo.

Passos para a dieta cetogênica

Agora vamos entrar em exatamente o que você precisa fazer para estar na dieta cetogênica. É um conceito fácil, uma vez que você aprende quais os alimentos que contêm carboidratos e quanto eles contêm. Quanto mais tempo você está na dieta, menos você terá que pensar sobre isso.

Primeiro passo: fale com o seu médico

No início desta dieta, é importante que você converse com seu médico para garantir que esteja saudável o suficiente para fazê-lo. Pode haver condições preexistentes que impedem que você consiga sustentar a cetogênese e permanecer saudável. O seu médico irá ajudá-lo a determinar se este é o caso, ou se você está pronto para começar a cetose. A maioria das pessoas são candidatas perfeitas para a dieta cetogênica se precisarem perder algum peso e seu médico ficará feliz em liberá-lo para começar. Haverá muito poucas exceções, onde um médico diz não à dieta cetogênica para perda de peso.

Passo dois: Iniciar cetose

Agora você vai começar o processo de cetose e iniciar a adaptação do seu corpo ao uso de gordura como combustível. Na primeira fase, você será muito rigoroso com o número de carboidratos que ingere todos os dias até que seu corpo se adapte. Você estará em um estado de cetose assim que seu corpo usar todas as suas reservas de glicogênio. Isto é, quando você pode começar a obter alguns dos efeitos colaterais negativos. Estes são temporários, então fique com isso. Você será feliz que você fez.

É importante que o seu corpo permaneça em estado de cetose enquanto estiver no período de adaptação inicial. Isso significa que você não pode trapacear ou terá que aguentar o processo por mais tempo. Essa fase inicial pode levar de uma semana a um mês. Todo mundo é diferente, e todo mundo responde ao uso de gordura como combustível de maneira diferente no começo. A pessoa típica será transferida dentro de uma a duas semanas.

Durante o período de transição, você limitará seus carboidratos a 50 carboidratos líquidos por dia. Isso irá garantir que você fique em um estado de cetogênese. Para descobrir quais são os carboidratos líquidos de um alimento, basta pegar o número de gramas de carboidratos e subtrair os gramas de fibra. A fibra é tecnicamente um carboidrato, mas não é digerível e não pode aumentar os níveis de açúcar no sangue. Assim, por exemplo, uma fatia padrão de pão contém cerca de 15 gramas de carboidratos. Também contém cerca de 1 grama de fibra. Então, os carboidratos líquidos para a fatia de pão serão 14 gramas.

15 gramas de carboidratos - 1 grama de fibra = 14 gramas líquidos de carboidratos

Use esta fórmula para calcular quantos carboidratos líquidos você está ingerindo todos os dias e certifique-se de ficar com menos de 50. Então, se você comer 3000 calorias por dia ou 1800, consumirá apenas 50 gramas de carboidratos. Uma vez que os sintomas desapareçam da transição, você pode passar para o próximo passo.

Passo três: Escolha uma variante da dieta cetogênica

Depois de passar pelo período de adaptação, é hora de escolher um método mais permanente da dieta cetogênica. Em vez de limitar o número de carboidratos ingeridos, você dividirá a quantidade de gordura, proteína e carboidratos que recebe por porcentagem. Estes são conhecidos como macronutrientes ou "macros". A dieta padrão cetogênica permite 75% de gordura, 20% de proteína e 5% de carboidratos. Isso permite que você ajuste o quanto você come de cada porção com base no número de calorias que você come por dia. Seus números serão alterados com base na sua ingestão calórica típica.

O segundo tipo de dieta cetogênica é cíclico. Este tipo de dieta cetogênica permite que você adicione carboidratos extras dois dias por semana. Você vai ficar com a dieta cetogênica por cinco dias e depois ter dois dias de alto carboidrato. Você também pode escolher esse método se precisar equilibrar a ingestão de carboidratos se os sintomas negativos persistirem após um mês de dieta cetogênica ou se planejar alguns dias de exercícios intensos durante a dieta.

A terceira variante da dieta cetogênica é direcionada. Isto é onde você aumentaria sua ingestão de carboidratos em torno de dias de treino. É tipicamente uma forma mais avançada da dieta cetogênica e usada por atletas. Se você achar que seu desempenho físico sofreu em longo prazo por causa da dieta cetogênica, então esta pode ser uma boa opção para você.

A última variante da dieta cetogênica é alta proteína. Nesta variante, você substituirá parte de sua ingestão de gordura pela ingestão de proteína. Os números desta variante são 60% de gordura, 35% de proteína e 5% de carboidratos. Esta é a porcentagem máxima de proteína que você gostaria de consumir. Além disso, seu corpo pode começar a converter proteína em uma fonte de combustível através da glicogênese e você perderá seu estado de cetogênese.

Passo quatro: Verifique se você está em estado de cetose

É uma boa ideia certificar-se de que seu corpo está em estado de cetose, uma vez que você chegou a esse ponto. Você não receberá nenhum dos benefícios da dieta cetogênica se não estiver em estado de cetose. Ele também lhe dará uma boa ideia se você está comendo gordura suficiente ou muita gordura.

Você pode testar as cetonas no sangue com Ketostix. Normalmente você pode encontrá-los em uma loja de conveniência local, como Walgreen's ou CVS, e pode usá-los semanalmente. O Ketostix lhe dará um bom indicador de quão altos são seus níveis de cetona. Eles são muito úteis quando você está trabalhando em direção a um estado de cetose e são úteis para monitorar um nível saudável de cetona.

O roxo escuro indica um nível muito alto de cetonas na urina e você geralmente quer ficar longe disso. Entre roxo claro e rosa escuro é o intervalo ideal para ficar em perda de peso e energia. Ao testar sua urina para cetonas, tente certificar-se de que você não teve muita água. Você não quer ter muita diluição, senão as leituras de cetona não serão confiáveis. Por outro lado, estar desidratado também pode concentrar a quantidade de cetonas em sua urina e dar uma leitura falsa alta, então tenha isso em mente.

Capítulo 5
Como Combinar o Jejum Intermitente e a Dieta Keto

Keto e IF são uma combinação potente para transformar o corpo em uma máquina eficiente de queima de gordura. A dieta rica em gordura keto pode ajudar com os desafios do período de jejum e da janela para comer. Como praticante de ambos, tenho visto uma grande melhora a partir de quando eu mesmo estou de dieta.

Combinar o jejum intermitente e a dieta cetônica é simplesmente comer refeições cetônicas durante a janela de alimentação do IF. Essa combinação resulta em muitas coisas boas.

O jejum coloca o corpo em cetogênese. Uma refeição keto rica em gordura para quebrar esse jejum mantém o estado cetogênico do corpo. Não introduzirá grandes quantidades de glicose que reverterão o corpo de volta a uma máquina dependente de glicose e iniciarão novamente todo o ciclo de colisão de espículas. Antes de combinar as duas dietas eu tinha desejos intensos por carboidratos enquanto estava em jejum. Eu poderia facilmente comer uma refeição grande depois de um jejum e completá-lo com um pacote inteiro de biscoitos. Eu ainda perdi peso, sendo que não foi um ciclo saudável. Depois de combinar os dois, ainda comia grandes refeições, mas não tinha mais o desejo de comidas que colocavam tanto meu progresso. Se você estiver indo para fazer qualquer uma dessas dietas, você também pode fazer as duas coisas para maximizar o esforço que você está colocando em sua saúde e perda de peso.

Benefícios da combinação de IF e Keto

Os benefícios da combinação da dieta cetônica com o jejum intermitente incluirão:

1. Não há mais desejos insalubres

Mais uma vez, os desejos são essencialmente um resultado dos picos de açúcar e insulina. Ao manter níveis estáveis de glicose e cetona, esses picos não vão acontecer. Como consequência os desejos não vão acontecer.

As cetonas são eficazes para manter os níveis de açúcar no sangue estáveis. Pode ser tão eficaz que os diabéticos do tipo II não precisem mais da medicação em muitos casos.

Você pode até começar a desejar comer coisas novas. Notei que, quando combinei as duas dietas, comecei a desejar café à prova de balas. Este é um alimento muito melhor do que os cookies, e é muito mais saudável.

2. Fome suprimida

Este é um dos maiores desafios durante o período de jejum. Seguindo as diretrizes de alimentação cetônica, o estado cetogênico é mantido. O fígado trabalha para transformar a gordura em cetonas. Essas cetonas entram no sangue e são trazidas para os músculos e vários órgãos para uso como energia.

Como isso se relaciona com a fome? Além de se sentir satisfeito depois de uma refeição rica em gordura, há algo mais acontecendo dentro do corpo.

As cetonas suprimem o efeito do hormônio grelina. Este hormônio regula a fome. Mais grelina fará com que você sinta fome. Menos grelina deixa você com menos fome. As cetonas mantêm os níveis de grelina baixos, fazendo com que você se sinta menos faminto. Portanto, durante o período de jejum, você tem mais cetonas e menos grelina. Isso significa que você não vai sentir tanta fome, mesmo se você jejuar por mais horas. Quando você chegar ao final do seu jejum, você também não estará morrendo de fome e alcançará a comida mais fácil, que geralmente é a mais insalubre.

3. Perda de gordura

A dieta Keto promove o uso de cetonas em vez de glicose como energia. As cetonas são produzidas pela queima das reservas de gordura. A queima de gordura acontece quando os níveis de glicose estão baixos o suficiente por tempo suficiente para entrar no estado cetogênico.

Portanto, quanto mais tempo você não comer, quanto mais tempo permanecer no estado cetogênico, mais gordura queimará. Este é um processo poderoso que irá ajudá-lo a perder o excesso de gordura e perder peso ao mesmo tempo sem sentir como se estivesse morrendo de fome.

4. Menos paradas de perda de peso

Esta é uma das grandes coisas com as quais as pessoas podem lutar ao usar o keto ou o IF para perder peso. Há hordas de pessoas por aí procurando uma maneira de superar sua perda de peso parado no ceto. Mesmo fazendo um único dia de jejum a cada semana pode acabar com as paradas de perda de peso, enquanto no keto podem ficar permanentemente paradas. Eu vi isso em primeira mão e experimentei para mim mesmo. O jejum intermitente com a dieta cetônica proporcionará perda de peso consistente sem a necessidade de se exercitar constantemente para superar a curva de uma perda de peso.

Passos para combinar keto e IF

Você só precisa fazer uma modificação simples para obter essa potente combinação.

1. Escolha o tipo de IF que funciona para o seu estilo de vida e atividades diárias. Considere sua vida social,

profissional e educacional ao escolher o programa IF correto.

2. Em seguida, planeje as refeições para suas janelas. Suas refeições devem ser cetogênicas, que é rica em gordura, pobre em carboidratos. Será melhor se você planejar a semana inteira e anotá-la. Eu compro comida uma vez a cada duas semanas porque planejo minhas refeições com muita antecedência. Leva tempo para ficar bom nisso, mas economizará tempo e dinheiro a longo prazo, então comece a praticar.

3. Agende um horário para comprar todos os ingredientes para as refeições. É melhor fazer isso de uma vez para economizar tempo fazendo viagens repetidas ao supermercado. O melhor momento é em um dia em que você não está trabalhando porque pode demorar um pouco. Eu sempre faço isso no sábado após o dia de pagamento e funciona muito bem, porque eu não tenho que me

preocupar com o orçamento da minha comida pelo resto do período do mês.

4. Prepare refeições com antecedência. Isso inclui marinar carnes e preparar as sobremesas ou molhos. Prepare os ingredientes que podem ser pré-fatiados, como carnes. Dependendo de quão ocupado sua vida é, isso pode fazer ou quebrar seu plano de dieta.

5. Separe as refeições e coloque-as em recipientes individuais. Quando estiver pronto para preparar ou cozinhar, é só pegar um pacote. Isso economiza tempo em ter que descongelar grandes pedaços de carne apenas para usar uma pequena porção. Como você provavelmente comprará a granel, porque está planejando as refeições com bastante antecedência, realmente não é necessário descongelar um bloco de4,5kg de carne moída para fazer o jantar.

6. Durante os períodos de jejum, você pode programar um treinamento de intensidade moderada a alta, como pesos. Se você é novo em jejum, pode

ser melhor começar com intensidade moderada e aumentar gradualmente à medida que o corpo se ajusta ao jejum. Depois de ter estado na dieta por tempo suficiente para o seu corpo se adaptar, você pode adicionar treinamento de alta intensidade, se quiser. Eu não tenho nenhum problema em adicionar o Treinamento de Intervalo de Alta Intensidade (HIIT) na minha rotina de exercícios, agora que meu corpo está acostumado a obter sua energia de cetonas em vez de glicose. Lembre-se sempre de se manter hidratado. Quando você está desidratado, os processos do seu corpo diminuem e você perderá peso mais lentamente.

Capítulo 6

Dicas para malhar enquanto estiver no Keto e no IF

Não há problema em se exercitar com o estômago vazio

Muitas pessoas acreditam que o exercício com o estômago vazio reduz o desempenho. Eles também acreditam que o exercício com o estômago vazio causará perda muscular e não a perda de gordura desejada.

Isso não é verdade! Você ainda tem gordura como fonte de energia. A única vez que seu corpo começa a digerir as proteínas como combustíveis é quando você não está engordando bastante em sua dieta.

Outro ponto que vale a pena mencionar é o tipo de exercício e dieta. A perda muscular pode ocorrer com certos tipos de exercício, não com base em se você come antes de se exercitar. Dietas restritivas de calorias ou comer muito pouco podem contribuir para a perda de

massa muscular. Você perde músculo não porque você jejuou antes de se exercitar, mas sim porque você geralmente não está comendo o suficiente.

Muito treinamento cardio também pode ser um culpado na perda de massa muscular. Muitos especialistas em saúde e fitness recomendam o levantamento de peso sobre o cardio para perder peso. Isso também ajuda a tonificar o corpo enquanto queima gorduras.

Exercícios para realizar em jejum ou em cetogênese

Algumas condições promovem a perda de massa muscular, enquanto o excesso de gordura é minimamente queimado. Uma é quando você perde muito peso rápido demais dentro de um curto período. Outra é quando você come muito pouco, mas se exercita muito. Outra é simplesmente exercitar demais com o tipo errado de treino.

A intensidade do exercício é importante no exercício em estado cetogênico. Você deve procurar treinar com baixa intensidade até que seu corpo esteja bem adaptado à dieta. Exercícios de alta intensidade por um longo período requerem glicose, que você não tem em abundância durante a cetogênese. Seu corpo não pode produzir cetonas com rapidez suficiente para fornecer energia para exercícios longos e intensos. Se você treinar durante os períodos de jejum, use exercícios de baixa intensidade. Exercícios cardio-aeróbicos ou cardiores de intensidade mais baixa, em estado estacionário, funcionam bem.

Exercícios anaeróbicos, como HIIT ou levantamento de peso, devem ser evitados até que você esteja adaptado e não deva ser feito em dias de jejum. Se você precisar, ou quiser, treinar com maior intensidade durante a cetogênese e achar que seu desempenho é limitado pelo ceto, siga uma dieta cetônica direcionada. Coma alimentos de carboidratos de ação rápida 30 minutos antes de um treino. Um exemplo é fruta. Limite o número de carboidratos para 15 a 30 gramas apenas. Isso será suficiente para abastecer seu HIIT, especialmente se você fizer exercícios longos no HIIT. Eu mantenho exercícios de 20 minutos no HIIT e nunca preciso adicionar carboidratos. Ouça o seu corpo e ajuste conforme necessário.

Capítulo 7

Dicas para fazer o IF e o Keto funcionarem

Não será uma jornada tranquila, especialmente nos primeiros dias. Mesmo com os melhores planos e horários cuidadosamente preparados e planos de refeição, a vida vai atrapalhar e ameaçar desequilibrar sua dieta.

Erros a evitar

As armadilhas mais comuns em ambas às dietas são os desejos e comer fora da dieta. Não se preocupe, aqui estão algumas dicas para lidar com essas armadilhas:

1. Desejos

Refeições Keto podem ajudar a lidar com os desejos. Se você estiver com vontade de comer doces e alimentos ricos em carboidratos, existem maneiras amigáveis para lidar com isso. Cascas de porco, bacon frito e carne seca (verifique a embalagem de carboidratos) são ótimos lanches para manter a mão para os desejos.

2. Reuniões Sociais

Seguir uma dieta não deve impedir sua vida social. O sucesso é quando você pode aproveitar a vida enquanto permanece na dieta. Não é isolando-se, comendo sozinho em sua casa.

No entanto, as festas e as reuniões de almoço podem ser desafiadoras. A comida pode não estar dentro dos seus planos de refeição. Pode haver poucas escolhas que se encaixem na dieta cetônica. Pior, o evento pode não estar dentro da sua janela de comer. Não se preocupe. A estratégia mais eficaz é planejar com antecedência. Quando é o evento? Que horas vai ser? Quais alimentos podem ser servidos? Lembre-se que a IF é uma abordagem dietética dinâmica. Você pode mudar quando você jejua e quando você vai comer. Ao planejar com antecedência, você pode ajustar o período de jejum e a janela de alimentação para acomodar o evento.

Em relação à comida, verifique com antecedência quais itens possíveis estão no cardápio. Se a informação não estiver disponível, vá para o evento preparado. Você sempre pode comer sua refeição keto antes de ir para a festa. Isso irá prepará-lo melhor e impedir que você faça as escolhas erradas dos alimentos. É mais fácil dizer não à tentação de alimentos ricos em carboidratos com o estômago cheio. Claro, você deve comer em eventos. Basta escolher os que funcionam para sua dieta.

3. Mudanças Repentinas no Cronograma

Surgem coisas que ameaçam destruir sua agenda. Você teve que comer durante o seu jejum porque você não poderá comer durante a sua janela de comer. Por exemplo, você deveria pular o café da manhã hoje e uma reunião do cliente de emergência é definida às 10 horas. Espera-se que durem até às 14:00. Você não pode confiar em si mesmo para durar até às 14h, quando deve quebrar o jejum ao meio-dia.

Outro cenário é quando você realmente sente fome no meio de um jejum. Não é desejo, mas fome real. Você deveria ficar com fome? Ambas as dietas dizem não. Se você sentir fome, coma. O faminto nunca é parte do processo tanto na dieta IF quanto na dieta cetônica. A fome irá perturbar o processo de queima de gordura em vez de apoiá-lo. O corpo é programado para se proteger da inanição. Diminuirá o seu metabolismo, aumentará o armazenamento de gordura e retardará a queima de gordura. Você vai passar fome por nada. Por todos os meios, coma.

Comece comendo lanches keto recomendados, como cascas de porco. Mastigue devagar. Aguarde alguns minutos, se a fome persistir, coma uma refeição keto normal. A melhor dieta é aquela que ouve e se ajusta às necessidades do corpo. Tanto o IF quanto o Keto acreditam firmemente nisso. Você sempre pode reiniciar seu período de jejum e comer na janela.

O que você tem que ter muito cuidado é comer alimentos ricos em carboidratos. Uma vez que você reintroduza lanches ou refeições com alto teor de carboidratos, seu corpo voltará ao ciclo de colisão. Se isso acontecer, você pode ter que começar tudo de novo. Seu corpo pode ter mais desejos e mais dificuldade com os períodos de jejum.

4. Perda da Motivação

Um monte de dietitassai do vagão, simplesmente porque eles se tornam entediantes ou perderam a motivação para continuar. Ter um sistema de suporte pode ajudar. Muitos especialistas recomendam envolver amigos e familiares em sua dieta. Quanto mais, melhor. As taxas de sucesso também são maiores se a jornada for feita com outras pessoas. Compartilhe seus objetivos e responsabilize-se com as outras pessoas.

Suplementos para IF e Keto

Suplementos podem ser adicionados a esta dieta de combinação. Tomar cetonas exógenas é muitas vezes útil para aumentar os níveis de cetona. Isso ajuda a promover um estado cetogênico mais rápido. Também pode ajudar a reduzir os desejos e o apetite e melhorar o desempenho durante o exercício.

Outros bons suplementos para incluir são:

- Ácidos gordurosos de Omega-3

  Este é um óleo saudável que ajuda a reduzir a inflamação. Quando você está queimando gordura em um ritmo acelerado, uma resposta inflamatória pode ser desencadeada. Reduza isso tomando óleo MCT todos os dias também.

- Óleo MCT

  Este óleo ajuda a fazer você se sentir completo, o que é importante quando você está prestes a entrar no período de jejum. Não precisa ser quebrado pelo corpo antes de poder ser usado. Tome-o para obter um impulso quase imediato de energia mental e fisicamente. Uma colher de sopa ou duas na carne ou em um smoothie ou em um café é uma maneira fácil de incluir o óleo MCT em sua dieta.

- Enzimas digestivas

Comer muitas carnes e gorduras pode prejudicar seu sistema digestivo, especialmente se for usado para digerir carboidratos fáceis de digerir por muito tempo. As enzimas digestivas ajudam a quebrar carnes e gorduras para evitar que você se sinta inchado.

Ninguém é perfeito

Todo mundo escorrega. Até mesmo o mais experiente dietético teve escorregões e terá escorregões no futuro. A vida acontece. Até mesmo quem faz dieta que seja o mais disciplinado escorrega e cai. Vá devagar consigo mesmo. Comer essa fatia de pizza não é o fim do mundo. Sim, seu corpo pode trazer para seus velhos maus hábitos, sendo você sempre pode voltar disso.

Lembre-se, você foi capaz de trazer seu corpo para cetogênese uma vez antes, você pode sempre fazer isso de novo. O que você deve lembrar é nunca ir

em uma dieta yo-yo. Nunca pare e comece intencionalmente. Por exemplo, não faça isso:

Se e keto por 2 meses para caber naqueles jeans skinny, então volte a comer alimentos ricos em carboidratos. Quando o jeans não couber, vá em IF e volte a citar.

O jejum intermitente e a dieta cetogênica são um estilo de vida, não um programa de perda de peso de curta duração.

Capítulo 8

Plano de refeições de 30 dias

Eu estabeleci um plano de refeições para você começar nesta jornada de combinar as duas dietas. O planejamento de refeições é geralmente a parte mais difícil de começar. Uma vez que você pegar o jeito das coisas, será muito mais fácil fazê-lo por conta própria. Para este plano de refeições, selecionei um jejum de 24 horas duas vezes por semana. Foi minha experiência que os jejuns de 24 horas funcionam melhor para aumentar a perda de peso e parar as paradas de perda de peso. Você pode mover os dias de jejum para se ajustar à sua programação. Issosólhedá um lugarparacomeçar.

Dia 1

Café da Manhã	Almoço	Jantar
Muffins De Ovo	Sopa de Couve-flor com Pancetta	Costeletas de Porco com

		Molho de Queijo Rochefort -

Dia 2

Café da Manhã	*Almoço*	Jantar
Ovos mexidos	Caçarola de repolho recheado	Bacalhau Frito em Manteiga Ghee -

Dia 3

Café da Manhã	*Almoço*	Jantar
Jejum	Jejum	Caçarola cremosa de peixe

		e brócolis -

Dia 4

Café da Manhã	*Almoço*	Jantar
Monte Cristo com baixo carboidratos	Rissóis de hambúrguer com molho cremoso e repolho frito	Costeletas de porco grelhadas no forno comVagem e abacate -

Dia 5

Café da Manhã	*Almoço*	Jantar
Salsicha e Muffin de Ovo	Caçarola de Frango ao Pesto	Espetos de frango com raiz de aipo

		fritas e molho de espinafre -

Dia 6

Café da Manhã	Almoço	Jantar
Jejum	Jejum	Peixe Assado com Manteiga com Couves de Bruxelas e Cogumelos -

Dia 7

Café da Manhã	Almoço	Jantar

De presunto e queijo, prato de café da manhã	Peito de Frango com Manteiga com Ervas	Fritada de cogumelos e queijo -

Dia 8

Café da Manhã	Almoço	Jantar
BBQ Café da Manhã Bacon Cheeseburger Waffles	Coxinhas de Frango Jerk com Salada de Repolho	Repolho Asiático Refogado -

Dia 9

Café da Manhã	Almoço	Jantar
Donuts Fudge de Chocolate	Pizza de Baixo Carboidrato (LowCarb)	Frango de Erva Cidreira com Arroz de Coentro

		e Couve-Flor

Dia 10

Café da Manhã	Almoço	Jantar
Jejum	Jejum	Salada de Rolo de Lagosta BLT -

Dia 11

Café da Manhã	Almoço	Jantar
Bacon e Ovos	Peito de Frango Recheado com Queijo	Salsicha com Vagem de Feijão Verde

	com Guacamole	

Dia 12

Café da Manhã	Almoço	*Jantar*
Chili de Café da Manhã -	Salmão coberto de Chili	Frango cremoso de alho

Dia 13

Café da Manhã	Almoço	*Jantar*
Jejum -	Jejum	Frango Indiano na Manteiga Ghee

Dia 14

Café da Manhã	Almoço	Jantar
Ovos cozidos com Ervas	Mini Sanduíches de Salada de Ovo	Frango com erva de alhos com Arroz de Couve-Flor

Dia 15

Café da Manhã	Almoço	Jantar
Muffins De Ovo	Caçarola de repolho recheado	Caçarola cremosa de peixe e brócolis -

Dia 16

Café da Manhã	*Almoço*	<u>Jantar</u>
<u>Ovos mexidos</u>	<u>Sopa de Couve-flor com Pancetta</u>	Costeletas de porco grelhadas no forno comVagem e abacate

Dia 17

Café da Manhã	*Almoço*	<u>Jantar</u>
Jejum	Jejum	Costeletas de Porco com Molho de Queijo Rochefort

Dia 18

Café da Manhã	*Almoço*	<u>Jantar</u>

Salsicha e Muffin de Ovo	Peito de Frango com Manteiga com Ervas	Bacalhau Frito em Manteiga Ghee -

Dia 19

Café da Manhã	Almoço	Jantar
Monte Cristo com baixo carboidratos	Rissóis de hambúrguer com molho cremoso e repolho frito	Espetos de frango com raiz de aipo fritas e molho de espinafre

Dia 20

Café da Manhã	Almoço	Jantar

Jejum	Jejum	Fritada de cogumelos e queijo

Dia 21

Café da Manhã	Almoço	Jantar
De presunto e queijo, prato de café da manhã	Caçarola de Frango ao Pesto	Peixe Assado com Manteiga com Couves de Bruxelas e Cogumelos

Dia 22

Café da Manhã	Almoço	Jantar
BBQ Café da Manhã Bacon Cheeseburger Waffles	Pizza de Baixo Carboidrato (LowCarb)	Salada de Rolo de Lagosta

		BLT -

Dia 23

Café da Manhã	Almoço	Jantar
Donuts Fudge de Chocolate	Coxinhas de Frango Jerk com Salada de Repolho	Salsicha com Vagem de Feijão Verde -

Dia 24

Café da Manhã	Almoço	Jantar

Jejum	Jejum	Repolho Asiático Refogado - -

Dia 25

Café da Manhã	*Almoço*	*Jantar*
Bacon e Ovos	*Salmão coberto de Chili*	Frango de Erva Cidreira com Arroz de Coentro e Couve-Flor

Dia 26

Café da Manhã	**Almoço**	*Jantar*
Chili de Café da Manhã	Peito de Frango Recheado com	Frango Indiano na Manteiga

-	Queijo com Guacamole	Ghee
	-	

Dia 27

Café da Manhã	Almoço	*Jantar*
Jejum -	Jejum	Frango cremoso de alho

Dia 28

Café da Manhã	Almoço	*Jantar*
Ovos cozidos com Ervas	Caçarola de repolho recheado -	Costeletas de Porco com Molho de Queijo Rochefort

Dia 29

Café da Manhã	*Almoço*	Jantar
Muffins De Ovo	Sopa de Couve-flor com Pancetta	Bacalhau Frito em Manteiga Ghee -

Dia 30

Café da Manhã	*Almoço*	Jantar
Ovos mexidos	Mini Sanduíches de Salada de Ovo	Frango com erva de alhos com Arroz de Couve-Flor

Conclusão

Obrigado por ler este livro.

Todo mundo está procurando uma maneira infalível de perder peso e ter uma boa aparência. É preciso esforço e dedicação. Também requer seguir a dieta correta que se encaixa em seu estilo de vida.

O jejum intermitente e a dieta cetogênica funcionaram para muitas pessoas. É fácil de acompanhar, é muito flexível e pode ser ajustado conforme necessário para atender às muitas atividades e situações que a vida nos apresenta.

Siga as diretrizes deste livro para começar essa jornada de saúde e perda de peso.

Uma palavra final.

O objetivo final da dieta e perda de peso deve ser a melhoria da saúde. Olhe além de se encaixar em roupas mais finas do que você usa agora. Boa saúde é sempre o melhor objetivo, muito mais do que ser magro.

Mais uma vez, obrigado por ler este livro.

Como mencionado, o sucesso é muito mais provável se você viajar com os outros. Diga aos seus amigos, familiares e a todos os outros sobre este livro. Compartilhe o que você aprendeu e leve essa jornada a uma vida mais saudável e mais apta para você.

Obrigado e boa sorte.

Obrigado novamente por baixar este livro!

Espero que este livro ajude você e tenha lhe dado às informações necessárias para combinar com sucesso o jejum intermitente e a dieta cetogênica para perder peso e aumentar sua saúde.

Durante a jornada para melhorar minha vida através da saúde e da forma física, encontrei uma maneira de ajudar os outros, como você, a fazer o mesmo. Escrevi este livro com a esperança genuína de que ele ajudará você a perder o peso que deseja e a melhorar muito sua vida. Seus objetivos são possíveis e eu acredito em você. Você pode torná-los uma realidade, dando os próximos passos e colocando em prática as diretrizes deste livro.

Por fim, se você gostou deste livro, eu gostaria de pedir um favor a você. Você seria gentil o suficiente para deixar um comentário para este livro na Amazon? Seu comentário é importante porque ajudará outras pessoas a encontrar este livro. Como autor e editor independente, valorizo seu feedback e o uso para fazer melhorias que ajudem pessoas como você no futuro. Seu feedback ajudará os outros em seu caminho para a perda de peso e sua resenha deste livro na Amazon será muito apreciada!

Clique aqui para ser levado a fazer a sua resenha desse livro a Amazon!

Obrigado e boa sorte!

Bacon e Ovos

Ingredientes:

8Ovos
150 Gramas deFatias de Bacon

Modo de Preparo:

1.   Frite o bacon em uma frigideiraaté ficar crocante e coloque reservado em um prato.
2.   Frite os ovos na gordura do bacon em qualquer estilo que desejar.
3.   Corte os tomates cereja ao meio e frite-os simultaneamente.
4.   Tempere com sal e pimenta.

Monte Cristo com baixos carboidratos

Ingredientes:

<u>Panquecas</u>
57 Gramas de Cream Cheese
2Ovos
½ Colher de Chá deCanela
1Colher de Sopa deFarinha de coco
1Pacote de Estévia

Para Servir
4Fatias de Peito de Peru
4FatiasDe Presunto
2Xícaras de Chá deQueijo Suíço Ralado
Xarope sem Açúcar

Modo de Preparo:

<u>Panquecas</u>
    1. Misture todos os ingredientes até ficar homogêneo.

2. Faça duas panquecas. Aqueça uma frigideira com a manteiga em temperaturamédia-alta.

3. Faça-os como se fosse panquecas normais. Cozinhe a maior parte do caminho de um lado e depois vire.

Donuts Fudge de Chocolate

Ingredientes:

Donuts de Chocolate

2 Colheres de Sopa deManteiga
¼ de Xícara de Chá deEritritol granulado
3 Colheres de Sopa deCacau em Pó
½ Colher de Chá deGrânulos de Café Instantâneo
2 Colheres de Sopa deÁgua
1 Colher de Chá deExtrato de Baunilha
¼ de Colher de Chá deEstévia Líquida
1 Ovo
2 Colheres de Sopa deFarinha de coco
¼ de Colher de Chá deCreme Tártaro
¼ de Colher de Chá deBicarbonato de sódio
¼ de Colher de Chá deGoma xantana

Cobertura de Amendoim Manteiga

1Colher de Sopa deManteiga
2 Colheres de Sopa deEritritol

2 Colheres de Sopa deManteiga Cremosa de Amendoim

Cobertura de Caramelo Salgado
2Xícaras de Chá deManteiga Fria, Dividida
1 Colher de Chá deXarope de Milho
1 Colher de Sopa deEritritol

Modo de Preparo:

Cobertura de Amendoim Manteiga

1. Em uma panela, misture a manteiga e o eritritol.
2. Aqueça o meio até que o eritritol esteja dissolvido.
3. Retire do fogo, misture a manteiga de amendoim. Deixe esfriar.
4. Transferência para um saquinho ziplock e reserve.

Cobertura de Caramelo Salgado

1.   Em uma panela misture 1 colher de sopa de manteiga, eritritol e xarope de milho.

2.   No fogo média-alta, mexa até borbulhar e ficar homogêneo.

3.   Retire do fogo.

4.   Junte o restante de colher de sopa de manteiga. Deixe esfriar.

5.   Transferir para um saquinho ziplock e reserve.

Donuts de Chocolate

1.   Preaqueça o forno a 375° F (190° C).

2.   Em uma panela, misture os grânulos, a manteiga, oeritritol, o cacau e o café. Mexa sobre fogo médio-alto até a mistura ficar homogênea e o eritritol for dissolvido.

3.   Retire do fogo. Adicione a água, extrato de baunilha e stevia.

4.   Deixe esfriar até ficar morno e, em seguida, misture o ovo. Reserve.

5.   Peneire farinha de coco, creme tártaro, bicarbonato de sódio e goma xantana em uma tigela.

6.   Coloque os ingredientes líquidos e mexa até ficar homogêneo.

7.   Transferência para um saquinho ziplock e cortar um ponta diagonal.

8.   Use o saquinho como se fosse o saco de confeiteiro e faça 5roscas em uma panela de donut untada.

9.   Assepor 8 minutos.

10.   Remova e coloque os donuts no suporte de arrefecimento e deixe esfriar um pouco.

11.   Corta um canto da sacola da cobertura de manteiga de amendoim para usar como saco de confeiteiro. Coloque a cobertura em cima dos donuts.

12.   Cortar o canto da sacola de caramelo para usar como saco de confeiteiro. Coloque a cobertura em cima dos donuts.

Ovos cozidos com Ervas

Ingredientes:

1Dente de alho, picado
1 Colher de Chá deFolhas de Tomilho, picado
1 Colher de Chá deFolhas de Orégano, picado
1 ½ de Colher de Sopa deSalsinha, picado
2 Colheres de Sopa deQueijo Parmesão, Ralado
12 Ovos Grandes
¼ de Xícara de Chá deCreme de leite
2 Colheres de Sopa deManteiga sem Sal
Sal e Pimenta, à Gosto
Pão francês torrado ou Brioche, para servir

Modo de Preparo:

1. Pré-aqueça o forno por 5 minutos e coloque agrade do forno 15 centímetrosperto do calor.

2. Misture o alho, o tomilho, o orégano, a salsinha e o queijo parmesão e reserve. Quebre3 ovos em cada uma das 4 taças pequenas sem estourar as gemas.

3. Coloque quatro pratos gratinados individuais em uma assadeira.

4. Coloque 1colher de sopa de creme e ½ colher de sopa de manteiga em cada prato e coloque sob o forno por cerca de 3 minutos, até ficar quente e borbulhante.

5. Coloque rapidamente 3 ovos em cada prato gratinado e polvilhe com a mistura de ervas e, em seguida, polvilhe com sal e pimenta.

6. Coloque de volta no forno por 5 a 6 minutos, até que as claras dos ovos estejam quase cozidas.

7. Os ovos continuarão a cozinhar depois de os tirar do forno.

8. Deixe esfriar por 60 segundos e sirva quente com pão torrado.

Coxinhas de Frango Jerk com Salada de Repolho

Ingredientes:

<u>Coxinhas</u>
8Coxinhas de Frango
8Colheres de Sopa de Creme deNata
2Colheres de Sopa deAzeite
2Colheres de Sopa deTempero Jerk
1Colher de Chá deSal
152 Gramas deTorresmo
92 Gramas deCoco em Flocos Sem Açúcar
4Colheres de Sopa deAzeite

<u>Salada de Repolho</u>
453 Gramasde Repolho verde
1Xícara de Chá deMaionese
Sal e Pimenta

Modo de Preparo:

1. Pré-aqueça o forno a 350° F (175° C).

2. Misture uma marinada de tempero Jerk, sal e Creme de nata.

3. Despeje em um grande saco plástico com as coxinhas. Não remova a pele.

4. Agite bem e deixe marinar por 15 minutos.

5. Retire as coxinhas da bolsa. Descarte a bolsa com a marinada.

6. Coloque as coxinhas em uma sacola nova e limpa.

7. Misture torresmo em migalhas finas em um liquidificador ou processador de alimentos. Adicione flocos de coco e misture por mais alguns segundos.

8. Despeje as migalhas em uma bolsa nova e limpa com o frango marinado e agite.

9. Coloque as coxinhas em uma assadeira untada.

10. Regue o azeite sobre o frango. Asse no forno por 40 a 45 minutos até que o frango esteja cozido.
11. Gire as coxinhas depois que metade do tempo tiver passado.
12. Corte o repolho finamente.
13. Coloque o repolho em uma tigela e adicione sal, pimenta e maionese. Misture bem e deixe descansar por 10 minutos.

Jantar
Costeletas de Porco com Molho de Queijo Rochefort

Ingredientes:

4Costeletas de Porco
2Colheres de Sopa deManteiga, para fritar
Sal e Pimenta
200 Gramas deQueijo Rochefort
1 ¼ de Xícaras de Chá deCreme de Nata
200 Gramas deVagem de Feijão Verde
Fresco
1Colher de Sopa deManteiga, para fritar

Modo de Preparo:

1. Quebre o queijo em uma panela pequena. Coloque em fogo médio e deixe derreter cuidadosamente para evitar queimaduras.
2. Quando o queijo estiver derretido, adicione o creme de

nata e aumente ligeiramente o fogo. Deixe ferver por alguns minutos.

3. Frite a carne em manteiga. Tempere com sal e pimenta àgosto.

4. Quando a carne estiver pronta, pegue os sucos e despeje no molho de queijo. Mexa e aqueça um pouco, se necessário.

5. Sirva com feijão verde frito em manteiga.

Bacalhau Frito em Manteiga Ghee

Ingredientes:

4Filetes de Bacalhau
3Colheres de Sopa deManteiga Ghee
6 Dentes de Alho, picado
1Colher de Sopa deAlho em Pó
Sal, à Gosto

Modo de Preparo:

1.   Derreta a manteiga Ghee em uma frigideira.
2.   Adicione metade do alho picado na panela.
3.   Coloque os filetes de bacalhau na panela e cozinhe em fogo médio a alto. Polvilhe com sal e alho em pó.
4.   À medida que o peixe cozinhe, ele passa de translúcido para branco sólido. Aguarde até que a cor branca suba até a metade do peixe e depois vire o peixe e adicione o resto do picado de alho.

5.   Cozinhe até que todo o filete fique com uma cor branca sólida.

6.   Sirva com um pouco de alho e manteiga Ghee da panela.

Caçarola cremosa de peixe e brócolis

Ingredientes:

2Colheres de Sopa deAzeite
453 GramasBrócolis
6Cebolinhas, finamente picado
2Colheres de Sopa deAlcaparras Pequenas
30 Gramas deManteiga, para untar a caçarola
680 Gramas dePeixe Branco, em pedaços de tamanho médio
1 ¼ de Xícaras de Chá deCreme de Leite Pesado
1Colher de Sopa deMostarda Dijon
1Colher de Chá deSal
¼ de Colher de Chá dePimenta Preta Moída
1Colher de Sopa deSalsinha Seca
92 Gramas deManteiga

Para servir
152 Gramas deFolhas Verdes

Modo de Preparo:

1. Pré-aqueça o forno a 400° F (200° C).

2. Divida o brócolis em pequenas florzinhas, incluindo o caule.

3. Frite o brócolis por 5 minutos em média alta em óleo até dourar e macio. Tempere com sal e pimenta.

4. Adicione cebolinha e alcaparras. Frite por mais 1 a 2 minutos e coloque os legumes em uma assadeira untada.

5. Coloque o peixe entre os legumes.

6. Misture a salsinha, creme de leite e mostarda e despeje sobre o peixe e legumes. Coloque fatias da manteiga no topo.

7. Asse no forno por pelo menos 20 minutos ou até que o peixe esteja cozido.

8. Sirva como está ou com uma salada verde.

Costeletas de porco grelhadas no forno com
Vagem e abacate

Ingredientes:

Costeletas de porco
2Colheres de Sopa dePasta de Chipotle Suave
2Colheres de Sopa deAzeite
½ Colher de Chá deSal
4Costeletas de porco

Manteiga de Alho
120 Gramas deManteiga, à temperatura ambiente
1Dente de alho
½ Colher de Chá deSal
¼ Colher de Chá dePimenta Preta Moída
¼ Colher de Chá dePáprica em pó

Vagem e abacate
2Colheres de Sopa deAzeite

300 Gramas deVagem de Feijão Verde
Fresco

½ Colher de Chá deSal

¼ de Colher de Chá dePimenta Preta
Moída

2Abacates

6Cebolinha

Coentro Fresco

Pimenta, à Gosto

Modo de Preparo:

1. Misture pasta chipotle, óleo e
   sal em uma tigela pequena.
2. Pincele a carne com a marinada
   e deixe descansar por 15
   minutos.
3. Pré-aqueça o forno a 400° F
   (200° C). Grelhe a carne
   marinada em uma assadeira no
   forno por 20 a 30 minutos até
   que a carne esteja pronta.
   Viredepois de 10 a 15 minutos.
4. Prepare a manteiga de alho e as
   vagens. Pressione o dente de

alho, misture com a manteiga e especiarias e reserve.

5. Aqueça o óleo em uma frigideira. Refogue os grãos por cerca de 5 minutos em fogo médio até que eles tenham uma boa cor. Abaixe o fogopara o final e adicionetemperos.

6. Pique a cebola finamente. Amasse o abacate grosseiramente com um garfo. Misture a cebola e o abacate no feijão. Tempere com sal e pimenta àgosto. Cubra com um punhado de finamente picado coentro.

Espetos de frango com raiz de aipo fritas e molho de espinafre

Ingredientes:

Espetos de Frango
4 a 8 Espetos de Madeira
4Peitos de Frango
½ Colher de Chá deSal
¼ de Colher de Chá dePimenta Preta Moída
2Colheres de Sopa deAzeite

Molho de Espinafre
2Colheres de Sopa deAzeiteLight
57 Gramas deEspinafre Congelado, Picado
2Colheres de Sopa deSalsinha Seca
1Colher de Sopa deAneto seco
1Colher de Chá deCebola em Pó
½ Colher de Chá deSal
¼ de Colher de Chá dePimenta Preta Moída
1Xícara de Chá deMaionese
4Colheres de Sopa de Creme deNata
2Colheres de Chá deSuco de Limão

Aipo Frito

680 Gramas deRaiz de Aipo

2Colheres de Sopa deAzeite

½ Colher de Chá deSal

¼ de Pimenta Preta Moída

Modo de Preparo:

1. Faça o molho. Descongele oespinafre congelado e remova o excesso de líquido. Despeje em uma tigela e misture com os outros ingredientes.
2. Deixe-se reservado na geladeira enquanto prepara os espetos e as batatas fritas.
3. Pré-aqueça o forno a 400° F (200° C).
4. Divida o frango em pedaços de tamanho de 2,5 centímetros e coloque em uma tigela ou um saco plástico.
5. Adicione as especiarias e o óleo e misture. Marine por 5 a 10

minutos à temperatura ambiente.

6. Coloque os pedaços de frango em espetos e depois coloque em uma assadeira forrada com papel manteiga.

7. Grelhe por 20 a 30 minutos ou até que o frango esteja cozido. Mantenha quente enquanto prepara o aipo frito.

8. Descasque araiz de aipo e corte em tiras. Coloque em um saco plástico. Adicione o sal, a pimenta e o azeite, depois agite.

9. Espalhe em uma assadeira normal ou em uma assadeira grande. Asse por 20 minutos ou até ficar macio e dourado.

Fritada de cogumelos e queijo

Ingredientes:

Fritada
453 Gramasde Cogumelos
92 Gramas deManteiga
6Cebolinhas
1Colher de Sopa deSalsinha Fresca
1Colher de Chá deSal
½ Colher de Chá dePimenta Preta Moída
10 Ovos
225 Gramas deQueijo Ralado
1Xícara de Chá deMaionese
113 Gramas de Folhas Verdes

Vinagrete
4Colheres de Sopa deAzeite
1Colher de Sopa deVinagre de Vinho Branco
½ Colher de Chá deSal
¼ Colher de Chá dePimenta Preta Moída

Modo de Preparo:

1. Pré-aqueça o forno a 350° F (175° C). Misture o vinagrete e reserve.
2. Fatieoscogumelos.
3. Salteie os cogumelos em médio-alta com a maior parte da manteiga até dourar. Abaixe o fogo. Guarde um pouco de manteiga para untar a assadeira.
4. Pique a cebolinha e misture com oscogumelos frito. Tempere com sal e pimenta, em seguida, adicione salsinha.
5. Misture ovo, maionese e queijo em uma tigela separada. Tempere com sal e pimenta àgosto.
6. Acrescente os cogumelos e a cebolinha e despeje tudo em uma assadeira untada e asse por 30 a 40 minutos até que a fritada fique dourada e os ovos estejam cozidos.

7. Deixe esfriar por 5 minutos e sirva com colhas verdes e vinagrete.

RepolhoAsiáticoRefogado

Ingredientes:

Legumes Refogados

1 300 Gramas deRepolho Verde
152 Gramas deManteiga
1 152 Gramas deCarne Moída
1Colher de Chá deSal
1Colher de Chá deCebola em Pó
¼ Colher de Chá dePimenta Preta Moída
1Colher de Sopa deVinagre de Vinho Branco
2Dente de alhos
3Fatias deCebolinhaFatias
1Colher de Chá deFlocos de Pimenta Chili
1Colher de Sopa deGengibre Fresco, Finamente Picado ouRalado
1Colher de Sopa deÓleo de Gergelim

Maionese Wasabi
1Xícara de Chá deMaionese
½ a 1 Colher de Sopa dePasta Wasabi

Modo de Preparo:

1. Rasgue o repolho finamente.
2. Frite o repolho em 2 a 85 Gramas de manteiga em uma frigideira grande em fogo médio-alto. Tenha cuidado para não deixar o repolho ficar marrom. Isso levará cerca de dez minutos.
3. Adicione especiarias e vinagre. Mexa e frite por mais alguns minutos. Coloque o repolho em uma tigela.
4. Derreta o resto da Manteiga na mesma frigideira. Acrescente o alho, o pimentão Flocos de Pimenta e o gengibre e refogue por alguns minutos.
5. Adicione carne moída e doure até que a carne esteja cozida e a maioria dos sucos tenha evaporado. Abaixe o fogo um pouco.

6. Adicione a cebolinha e o repolho à carne. Mexa até que tudo esteja quente. Adicione o sal e a pimenta àgosto, e cubra com o óleo de gergelim antes de servir.

7. Misture a maionese de wasabi começando com uma pequena quantidade de wasabi e adicionando mais até que o sabor esteja perfeito. Sirva oslegumes refogados com uma dose de maionese de wasabi no topo.

Frango de Erva Cidreira com Arroz de Coentro e Couve-Flor

Ingredientes:

Arroz de Coentro e Couve-Flor
2Colheres de Sopa deÓleo de Abacate
1Cabeça Grande deCouve-flor, picado
½ Colher de Chá deSal
½ Colher de Chá dePimenta
1Colher de Chá deCoentro Seco

Frango de Erva Cidreira
1Colher de Chá deTempero para Peixe
3Colheres de Chá dePasta de Alho
½ Colher de Chá deSal Marinho
680 Gramas deCoxa de Frango Sem Pele, Desossado, cortado em pedaços de 2,5 centímetros
2Colheres de Sopa deAdoçante suave
2Colheres de Sopa deÁgua, Dividida
2Colheres de Chá deMelaço
2Colheres de Sopa deÓleo de Abacate
3Colheres de Sopa dePasta de Erva Cidreira

1 to 2 Colheres de Chá dePasta de Pimenta Chile

Modo de Preparo:

Arroz deCouve-flor

1.   Coloque uma frigideira média em fogo médio. Quando estiver quente, adicione óleo e mexa para cobrir a panela. Adicione a couve-flor picada, o sal e a pimenta e misture bem com o óleo. Cozinhe, mexendo com frequência, até ficar macio e crocante. Cerca de 5 minutos.

2.   Adicione a pasta de coentro e mexa para combinar. Cozinhe mais um minuto e retire do fogo.

Frango de Erva Cidreira

1.   Em uma tigela média, misture tempero para peixe, a pasta de alho e o sal marinho. Adicione o frango e mexa para misturar.

2.   Em uma frigideira pequena em fogo médio, misture o adoçante suave, 1colher

de sopa de água e o melaço. Cozinhe, mexendo sempre, até que o adoçante esteja dissolvido. Deixe ferver e cozinhe até a mistura ficar com uma cor dourada de caramelo.

3.   Guarde a água restantee reserve.

4.   Aqueça uma grande panela ou frigideira em fogo médio-alto. Adicione o óleo e agite para untar. Adicione a pasta de erva cidreira e a pasta de pimenta chile e mexa até perfumado, cerca de 1 minuto.

5.   Adicione o frango e os legumes refogando até que o frango esteja quase que cozido, adicione a mistura de caramelo e cozinhe até que o molho esteja reduzido e engrossado.

6.   Servir em cima de arroz de coentro e couve-flor.

Salada de Rolo de Lagosta BLT

Ingredientes:

Salada de Lagosta

2Xícaras de Chá deCarne de Lagosta Cozida, picado em pedaços pequenos
1 ½ de Xícara de Chá de Floretes de Couve-Flor, cozido até ficar macio e arrefecido
½ Xícara de Chá deMaionese sem Açúcar
1Colher de Chá deFolhas frescas de Estragão, picado

Para Servir
8Folhas Frescas da Alface Romana
½ Xícara de Chá deTomates Picados
½ Xícara de Chá deBacon Cozido, picado

Modo de Preparo:

Salada de Lagosta
1.   Misture a lagosta cozida, a couve-flor cozida, a maionese e o estragão em uma tigela média. Mexa até ficar bem misturado e cremoso.

Para Servir
1.   Coloque as folhas de alface em uma travessa. Divida a mistura de salada de lagosta entre as 8 folhas. Polvilhe com tomates picados e o bacon picado.

2. Serva frio ou à temperatura ambiente.

Salsicha com Vagem de Feijão Verde

Ingredientes:

453 Gramasde Salsicha de Bratwurst
453 Gramasde Vagem de Feijão Verde
Fresco, com as pontas aparadas
3Colheres de Sopa deManteiga, Dividida
5Dentes de alhos, picado
1Colher de Chá deTempero Italiano
Suco de ½ Limão e Fatias de Limão, para a
guarnição
SalePimenta Fresca Moída
¼ Xícara de Chá deCaldo de Legumes
1Colher de Sopa deMolho Picante
(opcional)
Pimenta Chili em Flocos Vermelha
Esmagada (opcional)
½ Xícara de Chá deSalsinhaFrescaPicada
1Colher de Sopa deTomilho fresco

Modo de Preparo:

1. Coloque as vagens de feijões verdes num prato seguro para microondas com ½ xícara de chá de água. Cozinhe coberto no microondas por 8 a 10 minutos até quase pronto.

2. Nesse meio tempo, coloque as salsichas em uma frigideira com ½ xícara de chá de água. Cozinhe metade coberta por 10 minutos em fogo médio, virando regularmente. Quando a água tiver evaporado, adicione 2colheres de Sopa de manteiga, metade do alho, e flocos de pimenta vermelha (opcional), em seguida, continue cozinhando por 2 minutos, até que as salsichas estejam douradas. Retire as salsichas e reserve.

3. Na mesma frigideira, abaixe o fogo e derreta o restante da

colher de sopa de manteiga. Adicione a salsinha picada, o tomilho, o alho restante, o tempero italiano, a pimenta chile (opcional), a vagem de feijão verde e cozinhe por 4 a 5 minutos, mexendo sempre até terminar. Deglaze com o suco de limão, o caldo de legumes, o molho picante e reduza o molho durante cerca de 2 minutos.

4. Adicione as salsichas de volta à panela e reaqueça. Ajuste o tempero com a pimenta e sirva, guarnecido com ervas frescas e uma fatia de limão.

Frango cremoso de alho

Ingredientes:

680 Gramas DePeito de Frango sem Pele e Desossado, cortado em fatias finas
2 Colheres de Sopa deAzeite
1 Xícara de Chá deCreme de leite
½ Xícara de Chá deCaldo de Galinha
1 Colher de Chá deAlho em Pó
1 Colher de Chá deTempero Italiano
½ Xícara de Chá deQueijo Parmesão
1 Xícara de Chá deEspinafre, picado
½ Xícara de Chá deTomates secos

Modo de Preparo:

1. Acrescente Azeite a uma frigideira grande e cozinhe o frango em fogo médio por 3 a 5 minutos de cada lado até dourar dos dois lados e pronto no centro.
2. Retire o frango e reserve.

3. Adicione o creme de leite, o caldo de galinha, o alho em pó, o tempero italiano e o queijo parmesão à frigideira.
4. Mexa em fogo médio-alto até engrossar.
5. Adicione o espinafre e Tomates secos e deixe ferver até o espinafre murchar.
6. Adicione o frango de volta à panela e sirva.

Frango Indiano na Manteiga Ghee

Ingredientes:

Entrada
680 Gramas dePeito de Frango
2 Colheres de Sopa deGaram Masala
3 Colheres de Chá deGengibre, Ralado
3 Colheres de Chá deAlho, picado
113 Gramas de Yogurt Natural
1 Colher de Sopa deÓleo de Coco

Molho
2Colheres de Sopa deManteiga Ghee
1 Cebola
2 Colheres de Chá deGengibre, Ralado
2 Colheres de Chá deAlho, picado
400 Gramas de Tomates Esmagados
1 Colher de Chá dePimenta Chili em pó
1 Colher de Sopa deCoentro
2 Colheres de Chá deCominho
½ Xícara de Chá deCreme de leite
½ Colher de Sopa deGaram Masala

Modo de Preparo:

1. Cortar frango em cubos de 5 centímetros e coloque em uma tigela grande com 2 colheres de sopa de Garam Masala, 1 colher de chá de Gengibre e 1 colher de chá de alho picado. Adicione o yogurt e mexa para combinar. Refrigere por 30 minutos.
2. Para o molho, misture a cebola, ogengibre, o alho, os tomates esmagados e as especiarias no liquidificador até ficar homogêneo.
3. Aqueça uma colher de sopa de óleo em uma frigideira grande em fogo médio-alto. Coloque o frango na frigideira, dourando 3 a 4 minutos de cada lado. Depois de dourar, despeje o molho e cozinhe por mais 5 a 6 minutos.
4. Misture com o creme de leite e a manteiga ghee, cozinhe mais um minuto. Cubra com coentro e sirva.

Frango com erva de Alho com Arroz de Couve-Flor

Ingredientes:

<u>Entrada</u>
680 Gramas deCoxa de FrangoDesossado e Sem Pele
2Colheres de Sopa deManteiga
1Colher de Chá deTomilho Fresco Picado
1Colher de Chá deOréganoFresco Picado
1Colher de Chá de AlecrimFresco Picado
400 Gramas de Arroz de Couve-Flor
1Cebola Média, picado
4Dente de Alho, picado
¼ deXícara de Chá deCaldo de Galinha
1Colher de Sopa deMolho Picante
½ Xícara de Chá deParmesão Ralado
1Xícara de Chá deSalsinhaFresca Picada
Suco de ½ Limão, opcional raspa de casca de limão

<u>Marinada</u>
1Colher de Chá deTempero Italiano
2Colheres de Sopa deAzeite

117

½ Colher de Chá dePáprica
Pimenta Fresca Moída, à Gosto
Suco de ½ Limão
1Colher de Chá deTomilho fresco, picado

Modo de Preparo:

1.   Coloque a coxa de frango em uma tigela grande e tempere com otempero italiano, a páprica, a pimenta preta, o azeite e o suco de limão. Misture bem e deixe marinar por 10 a 15 minutos.

2.   Pulverize as florzinhas couve-flor em um processador de alimentos por 25 a 30 segundos até que fique semelhante a arroz.

3.   Derreta 2colheres de sopa de manteiga em uma frigideira de tamanho médio em fogo médio. Adicione o orégano, o alecrim e o tomilho. Coloque o frango com o lado dapele para baixo e cozinhe por 4 a 5 minutos em cada lado, garantindo que estejam prontos. O tempo de cozimento dependerá do tamanho da

sua coxa de frango. Retire o frango da frigideira e reserve. Deixe os sucos e gordura na panela.

4.   Na mesma panela, frite o alho e a cebola por 1 minuto até ficar dourado. Mexa no molho picante e misture bem. Adicione a couve-flor picada e misture tudo junto. Junte o caldo de galinha, a salsinha, o suco de limão e as raspas de limão. Cozinhe por 2 a 3 minutos para reduzir os sucos e adicione o queijo parmesão.

5.   Coloque a coxa de frango sobre o arroz couve-flor e reaqueça rapidamente. Sirva com pimenta preta fresca moída, pimenta vermelha, flocos de pimenta, ervas frescas e mais parmesão.

Parte 2

Introdução

Parabéns por baixar este e-book e obrigado por isso.

Jejum intermitente (JI) está ganhando muita popularidade nos dias de hoje. Você encontrará mais e mais pessoas mudando para esse tipo de dieta devido à sua eficácia. Na verdade, é uma das formas mais eficazes de perder peso e permanecer saudável. Os capítulos seguintes ensinam tudo o que você precisa saber sobre o jejum intermitente:

O Capítulo 1 fala sobre os fundamentos do jejum intermitente, isto irá ajudá-lo a construir uma base sólida do que realmente se trata esta dieta.

O Capítulo 2 discute os desafios que você provavelmente enfrentará durante o jejum intermitente. Ele também fala sobre como você pode superar esses desafios de forma eficiente.

O Capítulo 4 estabelece as melhores práticas que você deve observar antes de iniciar uma dieta de jejum intermitente para obter o resultado ideal.

O capítulo 5 fala sobre o jejum intermitente como um modo de vida. Ao contrário de outros programas de dieta por aí afora, a dieta de JI é um hábito alimentar saudável que você pode fazer com segurança para toda a vida.

Há uma abundância de livros e recursos disponíveis sobre este assunto no mercado, obrigado novamente por escolher este! Todo esforço foi feito para garantir que ele esteja cheio de tantas informações úteis quanto possível. Por favor, aproveite!

Capítulo 1
Jejum Intermitente 101

O que é Jejum Intermitente?

O termo jejum intermitente, também chamado de JI, é um tipo de dieta que alterna entre ciclos de períodos de jejum e de alimentação, por isso, é chamado de intermitente. Quando você usa este programa de dieta, você terá que definir um intervalo de tempo para comer edeterminar um período de tempo para o jejum.

Além disso, ao contrário de outros programas de dieta em que você deve estar consciente do que come, o jejum intermitente permite que você satisfaça seus desejos de doce. De fato, não requer que você elimine certos alimentos de sua dieta - tudo o que você tem que focar é em quando você estará comendo. E ainda, a dieta provou ser muito eficaz em ajudar

122

as pessoas a perderem gorduras localizadas, promovendo boa saúde.

Hoje, mais e mais pessoas estão aprendendo e mudando para a dieta JI, e nunca poderiam ser mais felizes.

Mas você pode estar se perguntando: por que eu deveria jejuar? Visto que jejuar significaria passar fome por algum tempo. Então, por que fazer isso? Bem, várias pesquisas, estudos e experimentos provaram que o jejum é realmente bom para o corpo. Na verdade, as pessoas têm jejuado desde os tempos antigos.

Embora anteriormente o jejum fosse muitas vezes usado por razões espirituais e religiosas, hoje, o jejum é conhecido por ser bom para a saúde. Na verdade, ele pode prevenir e curar com sucesso muitas doenças. Jejuando mesmo por um dia, o sistema digestivo é capaz de descansar, economizando energia que o corpo teria usado para a digestão. Se uma pessoa não jejua, muita dessa energia será gasta na digestão dos alimentos, e assim o corpo não será capaz de se restabelecer bem.

De acordo com o Pai da Medicina, Hipócrates, existe um médico em cada pessoa, e a melhor maneira de fazer com que esse médico trabalhe para você é jejuando. De fato, o jejum é um medicamento maravilhoso que pode curar uma série de doenças.

Não há nada de estranho em jejuar. Até os animais jejuam quando não estão se sentindo bem. Eles usam seus instintos e consideram melhor não comer por períodos específicos de tempo. Quando você pratica o jejum intermitente, você aproveitará todos os benefícios do jejum sem ter que se sacrificar completamente. Não só isso, mas este é também o tipo de plano de dieta que você pode usar por toda a vida.

Jejum vs. Jejum Intermitente?

Ao contrário do jejum regular, onde você está completamente proibido de comer durante um período. O Jejum intermitente lhe dá tranquilidade para comer entre os períodos de jejum. Portanto, você não precisa passar fome ou se preocupar com desnutrição. Além disso, é mais fácil do que jejuar por longos intervalos de tempo e oferece a maioria dos benefícios dos jejuns regulares.

Jejum Intermitente vs. Outros Programas de Dieta

Diferente de outros programas de dieta, o jejum intermitente não foca demasiadamenteem o que você come, é mais sobre quando você come. Claro que isso não significa que você pode apenas se empanturrar de comida após o jejum e que é encorajado a fazer escolhas alimentares saudáveis. Ao contrário de outros planos de dieta, o jejum intermitente permite que você coma durante a o período de alimentação.

Portanto, você não precisa se privar dos alimentos que gosta. O jejum intermitente também pode ser aplicado por um longo período, mesmo que por toda a vida, se você pegar o jeito. Isso é muito diferente de outros programas de dieta que só podem ser usados por um tempo limitado, porque as pessoas acabam perdendo a motivação. Na verdade, pode-se dizer que o jejum intermitente é mais um estilo de vida do que um mero programa que você usa apenas quando precisa perder alguns quilos.

O jejum intermitente também é fácil de entender. Você não precisa se preocupar em registrar sua ingestão de calorias nem precisa fazer cálculos complicados. De fato, se você tiver que computar qualquer coisa, então é apenas o número de horas para jejuar e comer. Isso é algo muito simples que você pode fazer facilmente. Vale a pena notar que o poder do jejum intermitente reside na sua simplicidade. Isso consiste no poder do jejum, onde você intencionalmente para de comer por algum tempo. É durante este período, quando o corpo ativa sua capacidade de autocura e faz você queimar as gorduras localizadas. Por último, mas não menos importante, ao contrário de outros programas de dieta que podem ser perigosos para a saúde, o jejum intermitente é bom para você em todos os aspectos.

Os Benefícios

O jejum intermitente é bem conhecido por ter muitos benefícios. Vamos discuti-los um por um:

Perda de peso

Naturalmente, o benefício mais popular do jejum intermitente é sua eficáciaem se tratando de perda de peso. Se você quer ser capaz de eliminar as gorduras localizadas, então a dieta JI pode definitivamente fazer o trabalho para você.

Quando se trata de perder peso, a chave é comer menos calorias do que consome normalmente.

Como só haverá um intervalo para alimentação, você provavelmente consumirá menos calorias, o que resulta em perda de peso. Aqueles que tentaram o jejum intermitente, mesmo que por apenas alguns dias, experimentaram o poderoso benefício de queima de gordura deste programa de dieta.

Melhora as funções celulares e hormonais

Quando você para de comer por um tempo, o corpo é forçado a usar sua energia para processos de reparo celular. Uma parte deste processo envolve a remoção de substâncias

nocivas ou prejudiciais das células. Os genes da pessoa também podem melhorar e promover a longevidade. Se você quer ter uma pele mais jovem, então você deve definitivamente tentar o jejum intermitente.

Autofagia

A autofagia é um processo bastante interessante. É conhecido como "comer a si mesmo". Quando você está em jejum, seu corpo começa a utilizar as reservas disponíveis de substâncias tóxicas ou materiais que estão presentes no corpo, assim, limpando-o de substâncias nocivas. No entanto, isso só é possível quando o sistema digestivo está em repouso. É por isso que a autofagia só acontece quando você está em estado de jejum. Esta é uma forma muito eficaz e natural de tratar doenças.

A autofagia é um benefício maravilhoso que pode curar várias doenças. Considerando a má alimentação e estilo de vida que a maioria das pessoas está exposta, é importante dar ao seu corpo uma chance de se curar e se purificar. Quando você alcança o estado de autofagia, o corpo usa sua capacidade inata de se tratar, removendo células e substâncias nocivas. Para alcançar a autofagia mais rapidamente, você pode fazer exercícios físicos e tentar não comer muito durante o seu período de alimentação.

Curar e prevenir doenças

O jejum intermitente pode curar uma série de doenças. Pesquisas mostram que se você aplicar o jejum intermitente por tempo suficiente pode prevenir e até mesmo curar diferentes tipos de doenças. Isso inclui diabetes, problemas de pressão alta, problemas gastrointestinais e outros. É também uma maneira eficiente de prevenir doenças crônicas como câncer e outras.

No entanto, para que isso seja possível, você também precisa comer alimentos saudáveis. Você não pode simplesmente jejuar e encher seu estômago com alimentos não sejam saudáveis. Sem mencionar que você também precisa viver de forma saudável. Portanto, evite ou pare de fumar e beba com moderação.

Este benefício curativo do jejum intermitente vem principalmente de evitar alimentos por certos períodos de tempo. Desde a antiguidade, as pessoas jejuavam por cura. Mesmo os animais não comem quando não estão se sentindo bem. Em vez disso, eles apenas ficam quietos e permitem que o poder natural de cura do corpo assuma o controle. Só quandofinalmente estão recuperados eles começam a comer normalmente. O mesmo princípiose aplica aos seres humanos. No entanto, você não precisa ficar doente para fazer o jejum. A prática do jejum traz outros benefícios, como prevenção de doenças, limpeza do corpo de toxinas e outros.

É insuportável.

Se você não está acostumado a jejuar, pode achar isso insuportável no começo. Entretanto, quanto mais você praticar, mais seu corpo se adaptará a ele. Em breve, você se descobrirá jejuando por um dia inteiro com facilidade. Você simplesmente tem que ser forte e continuar tentando.

Ainda é um programa de dieta novo e não testado.

Embora o termo jejum intermitente tenha surgido apenas recentemente, deve-se notar que os humanos praticaram jejum intermitente por séculos. Por exemplo, nos tempos antigos, nossos ancestrais tinham que jejuar devido à falta de comida. Outras razões normalmente envolveriam costumes e tradições religiosas.

No entanto, com o passar do tempo, as pessoas começaram a aprender mais sobre o jejum intermitente, e como agora é praticado deliberadamente para melhorar a saúde e perder peso para parecerem mais apresentáveis. Também é errado dizer que o jejum intermitente é algo que nunca foi testado antes. Embora possa ser novo no sentido de que o termo "jejum intermitente" só foi desenvolvido recentemente, agora ele tem muitos seguidores.

Ele foi testado inúmeras vezes por várias pessoas de diferentes partes do mundo, e eles recomendam os maravilhosos efeitos e benefícios dessa dieta.

Isto é para Você?

Então, você acha que o jejum intermitente é para você? Se sim, então saiba que este é, de fato, um programa de dieta maravilhoso que pode trazer mudanças positivas em sua vida. Imaginem levar uma vida mais saudável graças a esta dieta.

Ainda assim, a melhor maneira de descobrir e apreciar o valor do jejum intermitente é experimentá-lo. Quando terminar de ler este livro, você estará pronto para iniciar o jejum intermitente. Isso é algo que você deve se alegrar, pois é um passo muito importante para uma vida mais saudável e feliz. Afinal, ser saudável não é uma escolha, é uma obrigação que você tem com o seu corpo. Entenda que, ao se tornar saudável, você pode desfrutar de uma vida melhor.

Capítulo 2
Os Desafios e Como Superá-los

Assim como qualquer coisa que valha a pena ser iniciada, você imagina que haverá alguns desafios ao longo do caminho. Isso também é verdade para o jejum intermitente. Especialmente se você está apenas começando, talvez seja difícil superar alguns desses desafios. No entanto, não se preocupe; tudo o que você precisa é aprender a abordagem correta e superar com sucesso todos os obstáculos que possam encontrar seu caminho. Para ajudar a prepará-los ainda melhor, vamos falar sobre certos obstáculos que você provavelmente enfrentará:

Fome

A fome é o desafio mais comum que você enfrentará, e você também pode considerar este um dos mais difíceis de todos os desafios, especialmente se você não está acostumado a ficar com fome por um longo período de tempo. Você certamente sentirá fome no começo. Uma vez que a parte mais importante do jejum intermitente é não comer num determinado período de tempo, isso é algo que você precisará superar.

Então, como você lida com a fome? Como você pode permanecer fiel à dieta quando seu estômago está gritando por comida? Bem, existem técnicas simples que você pode fazer para superar esse desafio difícil. Primeiro você deve perceber que você não precisa comer, pelo menos ainda não.

A fome que você sente só indica que seu corpo está tentando se ajustar à sua nova dieta, que é o jejum intermitente. Este é realmente um bom sinal, pois significa que você está progredindo. Em segundo lugar, você vai querer beber água. Como a maioria das pessoas está acostumada a comer muito, muitas vezes confundem fome com sede.

Muitas dessas pontadas de fome são simplesmente sinais para lembrá-lo de beber água, então beba água. Além disso, a água pode ajudá-lo a se sentir saciado. Mesmo quando você está realmente com fome, beber água pode ajudá-lo a se sentir satisfeito. Para não mencionar, a água é o melhor agente de limpeza. Quando você bebe água, você não apenas hidrata seu corpo, mas também lava as toxinas e substâncias nocivas em seu corpo.

Outra maneira eficaz de lidar com a fome é focando em outra coisa. Quando você está com fome e não consegue pensar em outra coisa, vai piorar as coisas. Então, ao invés de desperdiçar seu tempo sendo incomodado pela fome, se ocupe com algo e tire sua mente desse sentimento. Está tudo na mente. Se você não se concentrar nisso, então a fome não vai incomodá-lo tanto.

Outra coisa que você pode fazer é considerar as consequências de ceder à sua fome. Você não poderá continuar o jejum intermitente e voltará ao seu antigo estilo de vida nada saudável. Pense no que isso faria com seu corpo. É mesmo isto que você quer?

Você precisa se lembrar de que as coisas boas não são fáceis. Você simplesmente tem que dar tempo ao seu corpo para se ajustar à sua dieta nova e saudável. Se você apenas lhe der mais tempo e for paciente o suficiente, então você será capaz de administrar todas as pontadas de fome que você sente. Outra maneira de lidar com a fome é simplesmente pensar sobre isso. As pontadas de fome vêm e vão.

Eles não são permanentes, a menos que você continue a dar a eles seu foco e atenção. Mais uma vez, tudo está na mente. Por último, mas não menos importante, quando tudo mais falhar, você simplesmente terá que exercitar sua força de vontade. Este é um bom momento para lembrar por que você começou o jejum intermitente em primeiro lugar. Pense no quanto você deseja atingir suas metas e objetivos. Tudo isso está em seu poder. No entanto, você não será capaz de ter sucesso se ceder à fome. Então, seja forte enquanto espera seu corpo se ajustar.

Mudanças de humor

Mudanças de humor são muito comuns quando você está em jejum. Isso geralmente é devido à fome. Você pode se sentir irritado ou frustrado muito facilmente durante o jejum. Portanto, você é encorajado a fazer coisas de que gosta e ser feliz. Você também vai querer assumir o controle de seus níveis de estresse. Quando você está em jejum, é mais fácil ficar estressado, então tente manter a calma o máximo que puder. Se você achar que as mudanças de humor são difíceis de controlar, você pode querer ficar longe das pessoas e passar algum tempo sozinho.

Dor de cabeça

No começo, quando você não está acostumado ao jejum, pode sofrer de dores de cabeça leves. Não se preocupe; isso é normal e desaparecerá por conta própria. Quanto menos atenção você der a ela, mais rápido ela passará. A melhor maneira de lidar com esse tipo de dor de cabeça é simplesmente relaxar na cama. Você também pode tentar apenas dormir.

Perda de peso inconsistente

Se você quiser experimentar o jejum intermitente com o objetivo de perder peso, então saiba que o JI é realmente muito eficaz. No entanto, você pode perceber que a perda de peso pode se tornar inconsistente ao longo do tempo. Por exemplo, você pode perder 3 quilos em alguns dias e depois perceber que perdeu apenas um quilo depois disso. No entanto, não se preocupe quando isso acontecer. Mais uma vez, é apenas a maneira do seu corpo tentar se ajustar à dieta. Você também deve considerar a qualidade dos alimentos que você come durante a seu período de alimentação. Todas essas coisas afetam o resultado do seu jejum.

É Difícil

Embora existam pessoas que acha fácil se adaptar a uma dieta JI, há também muitos que relutam em mudar para o jejum intermitente. O jejum intermitente pode ser difícil durante os primeiros dias, especialmente quando seu corpo não está acostumado a ficar com fome. De fato, ajustar-se a uma nova dieta pode ser bastante difícil e incômodo. Quando isso acontece, a melhor coisa que você pode fazer é se manter firme e ter paciência enquanto espera que seu corpo finalmente se ajuste e se acostume. Graças à nossa capacidade natural de adaptação, seu corpo acabará achando o jejum intermitente fácil e natural. No entanto, antes que você possa atingir este nível, você deve primeiro passar por certos desafios e esperar que seu corpo simplesmente se acostume com isso.

Menos refeições

Naturalmente, um efeito comum de estar em um estado de jejum é que você terá que fazer menos refeições. Isso significa que quando você sai e se socializar, você pode ter que deixar de comer todas as refeições. Assistir seus amigos comer pizza enquanto você está jejuando pode definitivamente afetar a sua paciência. De fato, tal situação pode ser quase insuportável.

Bem, felizmente, o jejum intermitente não é uma dieta rigorosa. Você é livre para se dar um dia livre se quiser. Agora, uma palavra sobre o dia livre: certifique-se de fazê-lo com moderação. Se você se dedicar demasiados dias, você não será capaz de experimentar os grandes benefícios do jejum intermitente.

Outra coisa que você pode fazer, e esta é a abordagem sugerida, é agendar seu intervalo de alimentação de modo que coincida com suas reuniões sociais. Dessa forma, você pode estar livre para comer o quanto quiser naquele momento. Naturalmente, a melhor maneira é ainda ser disciplinado o suficiente para ser capaz de resistir à comida mesmo quando ela é servida à sua frente, mas você ainda não precisa necessariamente se colocar nessa situação.

Quando você começa a adotar o jejum intermitente, pode haver situações em que você teria que dizer não à comida que está na mesa. Não se preocupe quanto mais você se acostumar com o JI e apreciar seus benefícios, mais fácil será para você controlar os desejos por comida.

Tendência à compulsão

Desde que você só pode comer em um determinado momento, você pode sentir o desejo de compulsão por comer pizza e batatas fritas com queijo, juntamente com outros alimentos não saudáveis. Agora, você deve ter em mente que, embora o jejum intermitente não tenha quaisquer restrições sobre o que você deve comer, é altamente recomendável que você use esse tempo para nutrir seu corpo com alimentos saudáveis, como vegetais e frutas.

Isto é importante, especialmente se a sua razão para fazer uma dieta de JI for levar um estilo de vida mais saudável. Neste momento, você deve entender que isso exige fazer escolhas alimentares saudáveis. É possível que você seja capaz de destruir o excesso de gordura e ainda assim não ser saudável. Você deve garantir que você nutra seu corpo com nutrientes adequados e fique longe de alimentos não saudáveis.

Claro, você pode esperar enfrentar outros desafios com a fome sendo o mais difícil de resolver. Isso ocorre porque a fome é algo que você sente e não pode ser controlado. Seu desafio número um é vencer a tentação e parar de comer alimentos nocivos.

Isso, claro, não é fácil. É exatamente por isso que existem pessoas que querem ser saudáveis, mas depois não conseguem seguir a dieta de JI. Não há receita secreta para isso, exceto que você deve permanecer firme e continuar praticando. Se você falhar e ceder à tentação de comer, em seguida tente novamente. Apenas certifique-se de aprender com o seu erro, para que você possa evitar cometê-lo novamente no futuro. Simplificando, você só tem que permanecer forte e continuar tentando.

Você tem que perceber que esses desafios, sejam eles quais forem, fazem parte da jornada para estar em uma dieta de JI. Você não deve ter medo de superar esses obstáculos. Na verdade, esses desafios significam apenas que você está seguindo a dieta corretamente. Perceba que cada montanha carrega seus próprios obstáculos. Se não houver desafios a enfrentar, provavelmente você não está fazendo nenhum progresso. Portanto, em vez de encarar esses desafios como algo ruim, considere-os como os elementos essenciais para uma vida saudável. Eles estão, em essência, orientando você sobre o que fazer para ser saudável.

Sem esses desafios, será impossível para você ganhar alguma coisa boa. Então, enfrente os desafios com um espírito positivo. Quando se trata de ser bem sucedido com sua dieta, seu estado de espírito é importante. Portanto, você deve adotar uma atitude positiva.

Estes Desafios são Bons para Você

É importante também notar que experimentar esses desafios é realmente bom e benéfico para você. Esses sintomas são indicadores de que seu corpo está se curando. Por exemplo, a razão pela qual as pessoas que estão em jejum tendem a ter mudanças de humor terríveis é porque seu corpo precisa ser limpo da negatividade, especialmente as impurezas.

As substâncias negativas começam a surgir e são eliminadas. Então, você só precisa ficar forte e permitir que seu corpo faça toda a limpeza. Portanto, não veja esses desafios como algo ruim, pois eles são essenciais para o processo de cura. Como diz o ditado, "sem dor, sem ganho." Você só tem que persistir, e definitivamente você vai agradecer por isso em breve.

Quando você chegar ao período de comer, ficará contente por não ter quebrado seu jejum, mesmo quando estava fortemente tentado afazê-lo. Você vai se sentir mais limpo, purificado e energizado. Esta é a recompensa por manter a dieta JI apesar dos desafios.

Capítulo 3
Tipos de Jejum Intermitente

Existem diferentes maneiras de tentar o jejum intermitente. Isso torna a dieta mais fácil de seguir. E nós prometemos que você não vai ficar entediado com isso, pois é flexível o suficiente para se adaptar a qualquer tipo de estilo de vida. Vamos agora dar uma olhada nas diferentes maneiras de começar o jejum intermitente:

16/8

O ciclo de jejum 16/8 é provavelmente o ciclo de jejum intermitente mais comumente usado. O que isto significa é que você vai jejuar por 16 horas consecutivas, e então você tem uma janela de 8 horas quando você pode comer. Observe que seu período de jejum também inclui as horas que você gasta dormindo. Ok, isso pode parecer tão simples. Você só precisa jejuar por 16 horas, e então você tem um período de 8 horas para comer. Desnecessário dizer que você não tem que comer por um período contínuo de 8 horas. Isso significa apenas que dentro dessa linha do tempo de 8 horas, você pode comer o que quiser. Note, no entanto, que para obter o máximo benefício do jejum intermitente, é aconselhável fazer escolhas alimentares saudáveis.

Ok, vamos dar uma olhada mais de perto neste modelo de jejum intermitente. Então, você vai jejuar por 16 horas. Embora isso possa parecer simples, na verdade pode ser difícil de seguir, especialmente quando é a primeira vez. A maioria das pessoas está acostumada a comer pelo menos 3 refeições por dia. Sem mencionar que poderia ser três grandes refeições, dependendo de quão saudável você é.

Há também muitos que lutam apenas para pular uma única refeição, por exemplo, o jantar. Se você jejua por 16 horas, é como perder duas refeições. Como pode ver, isso pode ser bastante desafiador. Mas não se preocupe; novamente, uma vez que seu corpo se acostumar, será muito fácil para você fazer este ciclo 16/8.

Ok, então como você pode realizar com sucesso nessa dieta? Em vez de iniciar o desafio com 16 horas de jejum, comece com a parte fácil: o período de 8 horas comendo. Se você está apenas começando, você pode querer fazer bom uso dessas 8 horas.

Antes das 8h terminar, coma algo saudável e que também o manterá saciado, por exemplo,aveia. Frutas e legumes também são excelentes escolhas alimentares. Se você tem algum desejo por comida, é melhor comê-lo antes do final da 8ª hora. Isso lhe permitiráconcentrar completamente no seu jejum.

Você pode esperar que as primeiras horas do jejum de 16 horas sejam muito fáceis. Afinal de contas, você acabou de comer, então ainda não vai sentir nenhuma fome ou vontade de comer. No entanto, você imagina sentir fome depois de algumas horas, junto com a tentação de comer. Neste momento, você pode desistir e permitir que esses desafios o desencorajem a prosseguir com o jejum.

Contudo, este também é o momento para você se manter forte e provar sua determinação. Você já foi informado sobre isso de antemão, então não permita que esses obstáculos o surpreendam. Apenas beba um copo de água e ignore sua tentação de comer. Lembre-se de que você precisa resistir até 16 horas sem comida. Você só tem que ficar firme e disciplinado para manter sua dieta.

Enquanto estiver com fome, você pode querer que o tempo passe rapidamente para poder comer novamente. No entanto, é melhor que você não permita que esses pensamentos assumam o controle sobre você e desviem sua atenção para outro lugar. Em vez disso, entretenha-se com outras coisas. Outra excelente opção é tirar uma soneca. Dormir não só faz com que o tempo voe, mas também é uma maneira eficaz de suprimir os desejos do apetite.

Apenas lembre-se: não importa o que aconteça, resista à tentação de comer. É claro que, se você estiver tremendo ou se sentindo completamente doente, então, certamente, coma algo saudável. Mas é improvável que tais eventos aconteçam em um ciclo de jejum intermitente de 16/8. Na verdade, um ciclo 16/8 é muito seguro, então não há nada para você se preocupar.

Também é bom lembrar-se de que você só precisa esperar que seu corpo se ajuste. Quanto mais tempo você der, mais fácil será para você. Se você fizer isso por tempo suficiente, você não terá mais nenhum problema com isso. Realmente leva tempo para o corpo ajustar-se à sua nova dieta saudável. Então, pense nos benefícios dessa dieta para permanecer paciente e calmo.

23/1

O ciclo de jejum intermitente 23/1 é um degrau superior ao ciclo anterior. Isso significa que você jejua por 23 horas e tem um intervalo comendo de 1 hora. Uma vez que você se acostumar com o ciclo 16/8, você pode mudar para um horário de jejum intermitente de 23/1. Você pode decidir agendar o período de comer quando se sentir confortável. O importante é garantir que você jejue por 23 horas consecutivas. Mais uma vez, o seu tempo de sono também está incluído no seu período de jejum, então o use em seu benefício.

Se você está apenas começando, você pode ficar tentado a tentar esse desafio 23/1 imediatamente, mas provavelmente terá dificuldades com isso, a menos que você já esteja acostumado a não comer por um longo período. Infelizmente, apenas algumas pessoas estão acostumadas a jejuar, então você provavelmente terá dificuldade em sobreviver a um jejum de 23 horas na primeira vez.

Lembre-se de estar preparado, porque isso é definitivamente muito mais desafiador do que o ciclo 16/8. Se você quiser construir o seu ritmo gradualmente, que também é o método sugerido, você pode querer começar com o ciclo 16/8 por cerca de 2 semanas. Uma vez que você se acostumar com isso, você pode mudar para o ciclo 23/1. Não se preocupe; Se achar que isso é muito avançado,você pode sempre voltar para o ciclo 16/8 quando quiser.

Agora, só porque você já está acostumado com o ciclo 16/8, isso não significa que você encontrará apenas uma ligeira dificuldade com o ciclo 23/1. Há uma grande diferença entre o jejum de 23 horas e apenas 16 horas. Com o ciclo 16/8, você pode ter várias refeições ou lanches em até 8 horas; mas com o ciclo 23/1, você provavelmente terá apenas uma refeição, após a qual terá que voltar ao jejum. Na verdade, o 23/1 vai levar um pouco de preparação e se acostumar. É, no entanto, possível, e você pode fazer isso desde que dê a essa dieta a preparação e o comprometimento corretos que ela requer.

Quando você termina o ciclo 23/1, você já deve ter aceitado o jejum como parte natural de sua vida. Uma razão comum pela quais muitas pessoas são incapazes de jejuar é que elas acham difícil lidar com as verdades sobre o jejum. Em vez de tentarem ficar motivados,continuam pensando em comida e mais comida.Estão tornando os desafios mais difíceis do que realmente são.

De fato, ter a mentalidade certa é importante, e uma parte essencial dessa mentalidade é aceitar o jejum como um modo de vida. Se você não aceita esta verdade, então você provavelmente terá dificuldade em superar estas fortes sensações de fome.

Então, ao invés de sentir pena de si mesmo, lembre-se dos maravilhosos benefícios do jejum intermitente.

Coma-Pare-Coma

Esta é outra dieta que pode ser usada por iniciantes. Algumas pessoas não gostam da ideia de comer e jejuar no mesmo dia. Então, se você também se sentir assim, você pode usar este ciclo de jejum em vez do ciclo de jejum intermitente de 16/8. Quando você usa esse método, você simplesmente tem que jejuar uma ou duas vezes por semana. Você deve jejuar por pelo menos 24 horas de cada vez.

Assim, você terá que passar um dia inteiro sem comer nada. Não se preocupe, pois você só precisará fazer isso duas vezes por semana.

Esta é uma boa maneira de se preparar para a verdadeira jornada de jejum intermitente à sua frente. Embora seja também considerada como um jejum intermitente, não é uma dieta completa, já que você pode comer cinco vezes por semana, o que pode arruinar todos os seus esforços de jejum se você não for cuidadoso o suficiente.

Ainda assim, este é um bom método de jejum para iniciante se preparar para uma dieta JI mais séria e fiel. Como você pode comer cinco dias por semana, é altamente recomendável que você faça escolhas alimentares saudáveis. Lembre-se de que os benefícios do jejum podem ser facilmente arruinados pela ingestão de alimentos não saudáveis.

Este método de jejum pode ser desenvolvido. Uma vez que você se acostumar com isso, você pode aumentar o número de dias de jejum. Em vez de jejuar apenas duas vezes por semana, você pode jejuar três ou até quatro vezes por semana. Isso vai depender de como seu corpo se ajusta à dieta. Não se esqueça de nutrir seu corpo com alimentos nutritivos durante os dias de período de alimentação.

Dia Alternado

Como o nome indica, jejum de dia alternado é quando você jejua alternadamente. Por exemplo, se você jejua em um domingo, então você vai comer na segunda-feira. Você terá que jejuar novamente na terça-feira, com um período de alimentação na quarta-feira, depois na quinta-feira, e assim por diante. Este é outro ciclo saudável e poderoso que você pode fazer. Este também é um bom ciclo para usar quando você não gosta de acompanhar as horas de jejum. Ao usar o jejum de dia alternativo, tudo o que você precisa fazer é jejuar hoje e comer amanhã, depois jejuar novamente, depois comer e assim por diante. É muito fácil lembrar.

Deve-se salientar que você deve fazer escolhas alimentares saudáveis ao longo desta dieta. Agora, você pode pensar que o jejum alternativo é simples e fácil de fazer. No entanto, é realmente mais desafiador do que parece. Se você fizer isso apenas por um ou dois dias, talvez não tenha problemas com isso. Mas, uma vez que você faz por longos períodos de tempo, você pode achar incrivelmente desafiador.

Haverá momentos em que você desejaria estender o período de alimentação. Isso acontece, especialmente quando você come muito durante os períodos de alimentação. Por isso, é aconselhável que você não coma demasiadamente mesmo durante os dias em que você pode comer. Você tem que treinar seu corpo a se satisfazer com pouca comida e com alimentos saudáveis.

Jejum em dias alternados é um dos melhores ciclos de jejum intermitente. Isso é definitivamente algo que você vai querer experimentar e dominar. Mais uma vez, será apenas difícil no começo. Uma vez que seu corpo se acostumar, ficará muito mais fácil. Você só tem que continuar praticando.

Se você quiser dar um passo adiante, você pode estender seu jejum. Por exemplo, se você começar a jejuar hoje, poderá encerrar o jejum amanhã no final da tarde. O ponto-chave a ser lembrado aqui é que quanto mais você jejuar, melhor será para o seu corpo. Portanto, você é livre para estender o período de jejum quando puder.

A Dieta do Guerreiro

Este método é outro favorito entre pessoas que praticam o jejum intermitente. Quando você está na dieta do guerreiro, você faz um jejum durante o dia e depois come à noite. Ao fazer isso, você terá energia suficiente para se recarregar por outro período de jejum na manhã seguinte. Este também é um bom ciclo, e há pessoas que gostam desse método, apenas tome cuidado para não comer demasiadamente todas as noites.

Se você sentir vontade de desistir de sua dieta durante o dia, pode simplesmente imaginar que noite maravilhosa você tem pela frente. Isso seria razão suficiente para você permanecer firme e suportar seu programa de dieta.

Além disso, uma vez que você vai reabastecer seu corpo com comida todas as noites, você pode se envolver em um treino intenso durante o dia. E já que você estará recarregando seu sistema todas as noites, você pode esperar ter energia suficiente para jejuar no dia seguinte.

Se você não restringir o café da sua dieta, então poderá tomar café pela manhã para lhe dar aquele sentimento "satisfeito". Assim, o único desafio a ser superado seria sobreviver aos seus desejos da tarde. Com esta dieta, há sempre algo de bom para olhar para frente todos os dias.

Outro benefício deste ciclo é que o dia seguinte é sempre um recomeçar para você. Uma vez que comerá todas as noites, você será capaz de pensar e refletir mais claramente. Isso permitirá que fique mais motivado e enfrente mais um dia, e isso acontece todos os dias (24 horas).

Ciclo 5:2

A dieta 5: 2 também é conhecida como a dieta rápida. De acordo com essa dieta, você pode comer normalmente por cinco dias, mas depois deve dedicar dois dias por semana para o jejum. No entanto, não seria um jejum rigoroso. Durante os dois dias de jejum, você ainda pode consumir de 500 a 600 calorias. Você também não precisa jejuar por dois dias consecutivos. Se você quiser, pode estender esses dois dias no fim de semana, como para segunda e quinta-feira. Esta é uma questão de preferência pessoal.

Esta é realmente uma dieta muito simples e é ideal apenas para iniciantes. Ainda assim, se você não fizer exercícios e fizer escolhas alimentares saudáveis, especialmente durante os 5 dias normais, você não será capaz de experimentar os reais benefícios do jejum intermitente. No entanto, por esse motivo, há pessoas que não o consideram como um jejum intermitente real. Ainda assim, deve-se notar que este é um excelente ciclo de jejum para iniciantes que você pode usar. No entanto, não se restrinja a esse ciclo por muito tempo. Uma vez que comece a se sentir mais confortável, você pode mudar para outro ciclo mais efetivo imediatamente.

Modelo Banquete Rápido

Outro modelo de ciclo intermitente é conhecido como Modelo Banquete Rápido. Como o nome indica, trata-se intercalar entre períodos de jejum e banquete. Tome nota, no entanto, que o período de jejum deve ser maior do que o período de festa. Embora seja referido como "banquete", no sentido de que você pode comer tanto quanto quiser e qualquer coisa que goste, não é aconselhável que você abuse. A regra é que quanto mais festejar, mais você terá que jejuar. Embora este também seja um bom modelo de jejum intermitente, ele tem algumas desvantagens notáveis.

Por um lado, pode chocar seu sistema digestivo se você se alimentar muito antes do jejum. A solução aqui é não se banquetear imediatamente, mas introduzir alimentos no seu corpo gradualmente. Outra desvantagem é que pode deixá-lo com muita fome durante as horas de jejum, já que você estará treinando seu corpo a ficar muito satisfeito quando se banquetear.

Ele também tem uma forte tendência a levar as pessoas a cometerem compulsivamente e saírem dos trilhos enquanto comem, e isso pode ser pior se encher seu estômago com alimentos não saudáveis. Isso não significa que este não é um bom ciclo de JI, mas o ponto aqui é que você também deve ser cuidadoso e fazer escolhas alimentares saudáveis quando se alimentar. Também é importante notar que você não deve se banquetear por mais de um dia. Sem festas consecutivas.

Depois de um dia de festa, você deve jejuar por mais de 24 horas. Isso não significa que você necessariamente tenha que jejuar por dois dias. Se você quiser, você pode apenas jejuar por 35 horas ou mais. O importante é dedicar mais tempo ao jejum do que a comer. Você pode achar útil pensar nisso em termos de horas do que dias.

Por último, mas não menos importante, esse tipo de ciclo pode não funcionar para todos. Há pessoas que podem acabar com dor de estômago com este ciclo. Para saber se isso é para você, terá que experimentá-lo e ver por si mesmo. Lembre-se de ter calma em sua primeira tentativa, e não festeja muito.

Espontâneo

Como o termo implica, esta dieta permite que você jejue sempre que quiser e, da mesma forma, quebrar o jejum sempre que quiser. Ok, isso pode parecer o melhor e mais fácil jejum apresentado por aí, mas tome nota que este método é tão eficaz quanto o esforço e dedicação que dá a ele. Se você facilitar muito para você, pode acabar não sendo capaz de jejuar por um bom tempo. No entanto, se você é disciplinado e comprometido o suficiente, então este pode ser o melhor método de jejum intermitente para você.

Para iniciantes, é sugerido que comecem com um ciclo que tenha um período de tempo definido para jejuar e comer. Isso permitirá que tenham um objetivo claro. O problema com este método espontâneo é quevocês podem facilmente ceder à tentação e pensar que podem começar tudo de novo depois de comer.

A coisa aqui é que, se você continuar tendo esse tipo de mentalidade, provavelmente não será capaz de observar a duração correta do tempo de jejum. Em outras palavras, você pode não ser capaz de fazer jejum intermitente, e acabar cedendo às tentações. Assim, este método espontâneo é recomendado apenas para aqueles que já têm uma boa experiência com o jejum intermitente e estão realmente comprometidos com isso.

Quando você usa esse método, precisa ter disciplina para se esforçar. Você não pode simplesmente desistir à menor tentação de quebrar o jejum e comer. Fazer isso não irá beneficiá-lo de nenhuma maneira.

Além disso, visto que você não vai seguir um ciclo rigoroso, é recomendável que você observe quanto tempo você jejua e o tempo que você gasta comendo. O período de jejum não deve ser inferior a 16 horas. As referidas 16 horas devem ser o comprimento mínimo de jejum. Assim, se você usar esse método, certifique-se de jejuar por mais de 16 horas.

Faça o Seu Próprio

Uma vez que você tenha muita experiência com o jejum intermitente, você será capaz de entendê-lo muito melhor. Nessa altura, você será capaz de fazer seu próprio ciclo de jejum. O importante é garantir que você dê tempo para o jejum, que em nenhum caso é inferior a 16 horas e, em seguida, um período de tempo suficientemente decente para nutrir seu corpo com nutrientes essenciais. Assim, você pode criar outros ciclos, como 20/4, 18/6 ou qualquer outro método de jejum intermitente que melhor lhe convier.

Afinal, não há regras rígidas e rápidas de jejum intermitente, desde que você tenha tempo suficiente para jejuar regularmente. A regularidade é importante; caso contrário, seria fácil para você estragar sua dieta e ser pouco saudável.

Quando você faz seu próprio ciclo ou método, você também deve considerar como seu corpo reage ao jejum, considerando seus pontos fortes e fracos. Por exemplo, há pessoas que acham fácil ignorar o café da manhã. Neste caso, você pode jejuar durante esse tempo. Contanto que você durma por algumas horas, você poderá facilmente jejuar por 10 horas usando esse período de tempo. Claro, isso vai depender de como o seu corpo se comporta. O ponto aqui é usar o comportamento do seu corpo para tornar o jejum mais eficaz e eficiente para você.

O Que Posso Consumir Durante o Período de Jejum?

Ao contrário de outros programas de jejum, o jejum intermitente permite que você consumabebidas como café, chá ou até suco natural em jejum. Vale a pena notar, no entanto, que isso dependerá da sua preferência. Algumas pessoas consomem apenas água enquanto jejuam, enquanto outras consomem bebidas. Há apenas uma regra a ser observada: a bebida deve ter zero caloria ou deve ser uma bebida de muito baixa caloria.

Isso pode ajudá-lo a se sentir saciado em vez de apenas beber água. Ainda assim, se você quiser dar um passo adiante e aproveitar os melhores benefícios do jejum intermitente, é recomendável que você fique apenas bebendo água pura e limpa quando estiver em jejum. Mais uma vez, esta não é uma regra estrita. Ainda dependerá de sua preferência pessoal e decisão.

Como Quebrar Um Jejum

Ok, então você sobreviveu com sucesso ao período de jejum - o que vem a seguir? Antes de quebrar seu jejum, há algumas coisas que você precisa saber. Você não pode simplesmente se empanturrar e comemorar um jejum bem sucedido. Você não quer perturbar o seu estômago, chocando-o com muita comida. Em vez disso, você deve aquecê-lo gradualmente. É bom quebrar um jejum começando com algo leve. Você pode querer começar comendo sopa ou alguns vegetais. Como você quebra seu jejum também depende do seu tipo de organismo.

Algumas pessoas ficam com dores de estômago se repentinamente quebram o jejum, enquanto outras só precisam começar com algo leve e não tem problemas com isso depois. Para estar seguro, sempre comece com algo leve e fácil para o seu estômago. Suco de fruta também é uma excelente escolha. Se você jejuou por mais de 24 horas, então você definitivamente deve ter mais cuidado para não perturbar seu estômago. Se você não tem escolha a não ser comer carne, então coma apenas uma pequena quantidade, e certifique-se de mastigar várias vezes na boca antes de engolir.

A regra é simples: comece leve. Evite comer alimentos duros e não coma demais. No entanto, também é importante notar que existem pessoas que não têm problemas em quebrar um jejum com refeições normais. Afinal, no jejum intermitente, você não jejua por um longo período. Ainda assim, isso dependeria de quanto tempo você jejua, e também como seu corpo reage a isso.

Alguma tentativa e erro é algo que você pode querer fazer. Se o seu estômago fica chateado, então é apenas uma mensagem que você deve quebrar um jejum com algo mais leve do que a refeição que você acabou de ter.

Combine os Ciclos

Se você seguir o mesmo período de jejum e alimentação por algum tempo, pode se tornar entediante. Então, sinta-se à vontade para combinar os diferentes ciclos, se quiser. Dessa forma, você pode se beneficiar da diversidade e evitar cansaço da dieta IF. Ainda assim, há pessoas que já estão satisfeitas com apenas um único ciclo.

No entanto, se você já está feliz com o seu plano de dieta atual fique à vontade para cumpri-lo por quanto tempo quiser. Se você quiser algumas mudanças, então você pode tentar outros ciclos. É recomendável que você desenvolva o seu programa ao longo do tempo. Você pode fazer isso aumentando o tempo que você gasta em jejum. Quanto mais longo for o seu estado de jejum, melhor será para a sua saúde. Claro, certifique-se de recarregar-se com nutrientes suficientes durante o intervalo de alimentação.

No Jejum

Independentemente do ciclo escolhido, é importante aprender a aceitar a condição de jejum. Afinal de contas, uma vez que você comece o jejum intermitente, você se encontrará em jejum por longos períodos de tempo. Depois de algum tempo, você começará a amar a sensação de um estômago vazio e limpo? Isso só faz você se sentir limpo e saudável. Quando você sentir fome (o que você vai), apenas pense nos maravilhosos benefícios do jejum, pense em como seu corpo agora é capaz de se curar.

Quanto mais tempo você ficar em estado de jejum, mais você será limpo. Você precisa aprender a gostar e apreciar a beleza do jejum. Caso contrário, todas as dores da fome aparecerão para você como algum tipo de dificuldade, em vez de bons sinais de que está sendo curado. É claro que o jejum intermitente não é apenas para curar. O jejum também funciona para proteger e prevenir você de doenças.

E, claro, quanto mais você jejua, mais você pode destruir essas gorduras teimosas. O jejum pode ser uma experiência incrível e é por isso que muitas pessoas se apaixonam por ele. Agora, você precisa ter cuidado com isso. O jejum pode criar uma sensação de agitação. Tenha cuidado para não jejuar mais do que o necessário. Lembre-se de que é importante que você também se alimente de nutrientes essenciais. Sim, você também precisa comer. Há alguns que ficam tão viciados em jejum que não conseguem alimentar seu corpo com a quantidade certa de nutrientes. Então, certifique-se de comer adequadamente e jejuar corretamente.

Quando você jejua, o corpo desfruta de muitos benefícios para a saúde. Você pode achar a experiência muito interessante. Isso é bom, pois pode ajudar a te motivar a jejuar ainda mais e manter sua dieta de jejum intermitente.

Também deve ficar claro que o jejum não significa passar fome. A fome é apenas uma parte do jejum - e é provavelmente a parte negativa também. Pense no jejum como um processo de cura e desintoxicação. Como você pode ver, o jejum é algo bom e desejável. Não é algo que você faz para te fazer sofrer. Na verdade, pelo contrário, você pode ganhar muito com isso.

No entanto, se você de repente se sentir tremendo, com calafrios ou se sentir mal, você deve quebrar o jejum imediatamente. Isso é importante para garantir a segurança. Você não deve se pressionar demais. Você não precisa aprender a jejuar por um dia inteiro imediatamente. Você pode fazer isso pouco a pouco até se acostumar.

De fato, o poder do jejum é incrível. É por isso que é considerado um elemento importante no jejum intermitente. Cabe a você praticá-lo. Afinal, apenas ler sobre o jejum não é suficiente. Para você realmente entender e apreciar o seu valor, você tem que colocá-lo em prática e experimentá-lo por si mesmo.

Vegetarianismo e Jejum Intermitente

Se você quiser dar um passo adiante e verdadeiramente ser saudável, você pode combinar com segurança ser vegetariano ou vegano com jejum intermitente. Desta forma, você só consumirá alimentos saudáveis durante o seu período de alimentação. Não é difícil combinar a dieta JI com a vegetariana ou vegana. Na verdade, elas se complementam e promovem boa saúde. Mais uma vez, você não precisa apressar as coisas. Se você quiser, pode fazer isso gradualmente.

É bom se concentrar mais em comer vegetais, especialmente considerando todos os estudos que aconselham contra a ingestão de produtos de origem animal que podem causar inflamação e outras doenças. Esta é outra razão pela qual você deve mudar para uma dieta vegana. Também foi provado que uma pessoa pode obter todas as suas necessidades nutricionais apenas com vegetais e que não há necessidade de consumir produtos animais. Se você também gosta do bem-estar dos animais, essa é outra boa razão para se tornar vegano. Comer muitos vegetais e jejum intermitente é uma forma

poderosa de ser saudável e sentir-se bem
com seu corpo.

Capítulo 4
Melhores Práticas

Agora que você sabe o básico sobre o jejum intermitente, é hora de aprender sobre certas técnicas ou práticas que aumentarão suas chances de sucesso. Estas são práticas que você deve observar regularmente, pois elas podem significar a diferença entre sucesso e fracasso. Não é preciso dizer que você deve fazer o seu melhor para ter sucesso:

Permaneça Inspirado

Mantenha-se inspirado. É comum que as pessoas se sintam motivadas a fazer um jejum intermitente completo. No entanto, depois de apenas alguns dias na dieta, pode ser atraído para a tentação, querendo comer insalubre novamente. Quando isso acontece, é apenas uma questão de tempo até você finalmente desistir e se submeter à tentação. Perder sua inspiração ou motivação pode afetar adversamente sua força de vontade. Sem uma força de vontade forte, você provavelmente não conseguirá manter essa dieta por muito tempo. Portanto, é importante manter sua inspiração viva e permanecer motivado. Agora, existem muitas maneiras de fazer isso. Por exemplo, existem muitos vídeos no youtube onde as pessoas compartilham suas experiências sobre o jejum intermitente.

Você pode inspirar-se assistindo esses vídeos. Você também pode ler outros livros e artigos sobre este assunto. Outra coisa que pode fazer é se juntar a um amigo. Dessa forma, você não teria que enfrentar os desafios por conta própria. No entanto, certifique-se de escolher alguém que tenha o compromisso de manter a dieta; caso contrário, pode acabar desencorajando você. Portanto, escolha a pessoa certa para fazer isso.

Felizmente, nos dias de hoje, é muito fácil se conectar com as pessoas. Existem muitos grupos e fóruns on-line nos quais você pode participar. Essa é uma boa maneira de conhecer novas pessoas que compartilham os mesmos interesses que você. Esta também é uma boa maneira de aprender com os outros. Se ler os comentários, de vez em quando, você definitivamente encontrará algo interessante que pode aplicar em sua própria dieta. Para não mencionar, esta é também uma excelente maneira de fazer amigos.

Há muitas maneiras de se manter inspirado. No entanto, também é importante notar que a inspiração sozinha não é suficiente. Você precisa ser obstinado e dar passos positivos para ter sucesso. Pode haver momentos em que você não se sentiria inspirado, como quando está com fome, mas precisa usar sua força de vontade para seguir a dieta.

Autocontrole

O autocontrole é muito importante se você quiser seguir uma dieta saudável. Você pode esperar muitas tentações, principalmente quando estiver com fome durante o período de jejum. Você precisa ser forte o suficiente para superar essas tentações e manter sua dieta. Quando se trata de autocontrole, a força de vontade desempenha um elemento importante.

Você tem que se controlar e o desejo de abandonar a dieta e comer.

Agora, vale a pena notar que ter autocontrole é uma habilidade que precisa ser aperfeiçoada. Por sorte, isso também é algo que você pode aprender e desenvolver. No começo, você pode cometer alguns erros. Não desanime; apenas continue tentando. É importante que você aprenda a dizer não aos seus desejos, bem como aos pensamentos tentadores que aparecem em sua mente. Visto que você está apenas começando, a tendência é ser atraída para essas tentações que podem tirar o seu melhor. De fato, se você não exercer o autocontrole, não terá sucesso.

Como o jejum, o autocontrole é equivalente a autocontenção, onde você simplesmente tem que dizer não à comida, mesmo quando está faminto e tem um forte desejo de comer. A boa notícia é que você pode desenvolver essa habilidade com o tempo. Em breve, será capaz de se conter sem dificuldade. Na verdade, você provavelmente não terá vontade de comer muito, especialmente depois que seu corpo se ajustar à dieta do JI. Ainda assim, o autocontrole é muito importante, especialmente no começo, quando você ainda está tentando se acostumar com a dieta.

fazer seu corpo se ajustar e aprender o que quer que ele aprenda.

Cozinhar sua Própria Comida

Para garantir que você estará comendo alimentos saudáveis e de alta qualidade, é melhor cozinhar suas próprias refeições. Dessa forma, você saberá exatamente quais ingredientes estão sendo misturados ou usados para preparar seus pratos. Infelizmente, muitos alimentos, especialmente de cadeias de fast-food, não são saudáveis. Então, você pode querer preparar suas próprias refeições. Esta também é uma boa maneira de reduzir suas despesas, pois geralmente é mais barato cozinhar por conta própria do que comprar alimentos prontos.

Se você está se sentindo confiante, você também pode experimentar a jardinagem e cultivar suas próprias frutas e legumes frescos. Pesquisas também mostram que a jardinagem é uma atividade relaxante. Quando você faz sua própria comida, foca principalmente em alimentos naturais, como vegetais e frutas. Faça o mais orgânico possível. Como diz o ditado: "Você é o que você come". Então, de acordo com este ditado, você definitivamente quer pensar muito no que você está prestes a ingerir.

Fique Longe das Tentações

Quando você está apenas começando, é especialmente melhor ficar longe das tentações, tanto quanto possível. Evite ir a lugares onde será tentado a comer e se libertar de sua dieta durante as horas de jejum. Toda tentação apresenta outro estresse. Você vai querer diminuir o estresse que sente enquanto jejua. Portanto, esteja atento ao seu ambiente e aos lugares para onde vai. Um bom conselho é apenas ficar em casa para que não seja atraído para um restaurante. Você também deve estar atento às pessoas com quem sai.

Por exemplo, em vez de passar tempo com alguém que gosta de comer, saia com alguém que também esteja em jejum intermitente ou com uma alimentação saudável. Desta forma, você estará mais motivado a ter sucesso. Não se preocupe; este tipo de medida preventiva é apenas temporário.

Uma vez que você se acostumar com o jejum intermitente, você notará como todas essas medidas preventivas virão naturalmente para você. Na verdade, você raramente se sentirá tentado a comer durante as horas de jejum, mesmo que haja comida à sua frente. Isso é algo que você aprenderá com o tempo.

Mantenha-se Ocupado

Um conselho comum é manter-se ocupado. Tire um tempo para fazer as coisas que você gosta. Esta é uma excelente maneira de fazer o tempo passar rapidamente para que possa alcançar o período de alimentação. Quando estiver jejuando, tente não pensar em como você está com fome ou como está tentado a comer. Isso só vai fazer se sentir pior sobre a situação. Em vez disso, concentre-se em outra coisa. Veja, a fome só pode ser um problema se você der atenção.

Se você não a reconhecer, a sensação passará facilmente. Uma coisa boa sobre isso é que uma vez que a fome passa, levará várias horas para retornar. Nesse momento, você pode optar por ignorá-la novamente ou esperar pacientemente pelo horário do intervalo de alimentação. No entanto, se você continuar a se submeter à vontade da fome, você se tornará um escravo dos seus próprios desejos, e você não poderá desfrutar dos benefícios do jejum intermitente.

Evite Atividades Cansativas

Embora seja perfeitamente seguro fazer exercícios em jejum, provavelmente é melhor você pular atividades cansativas. Isso impedirá que você sinta fome. Enquanto o exercício pode fazer você se sentir bem, é provável que você se sinta vazio e com fome algumas horas depois de se exercitar.

Então, por exemplo, se você está na dieta do guerreiro, onde você só come à noite, o exercício pela manhã pode facilmente fazer você sentir fome à tarde. Se você não está acostumado a comer, é provável que você encontre o jejum como um verdadeiro desafio. Mas não se preocupe, com bastante prática, você pode se exercitar o quanto quiser e ainda assim não terá dificuldades em aderir à sua dieta.

Use Afirmações Positivas

Durante o jejum intermitente, você deve manter uma mentalidade positiva. Uma das maneiras mais eficazes para motivar uma mentalidade positiva é usando afirmações. Uma afirmação é uma declaração que você diz a si mesmo, geralmente repetidamente.

Você provavelmente está familiarizado com isso. Por exemplo, quando uma pessoa está com medo, em vez de admitir que esta com medo, ela deve afirmar: "Sou forte e corajosa". A mesma técnica pode ser usada quando você faz um jejum intermitente.

Ao usar afirmações, você precisa observar algumas diretrizes: Primeiro, a afirmação deve ser positiva por natureza. Portanto, não diga que você não pode fazer algo. Em vez disso, seja positivo e diga: "Sou forte" ou "sou paciente" ou "posso fazer isso", dependendo da situação.

Sinta-se livre para fazer sua própria afirmação positiva. Também é uma boa ideia manter sua afirmação curta e clara. É aconselhável que você limite sua afirmação a uma única sentença. Em seguida, você deve acreditar e ter fé no que você está prestes a dizer. Se você não acredita no que está prestes a dizer, é improvável que tenha impacto em você. Você também deve usar o tempo presente.

Usar o tempo passado pode impedir que algo aconteça enquanto usar o tempo futuro não é melhor porque o futuro é sempre incerto. Portanto, use o tempo presente para declarar sua afirmação em voz alta. Agora, não há regras rígidas e rápidas sobre quantas vezes você deve repetir. Apenas recite para si mesmo quantas vezes quiser, quando sentir que precisa de algum empurrão ou encorajamento, especialmente se não houver mais ninguém para motivá-lo.

Por último, mas não menos importante, você deve acreditar que o que você diz já aconteceu ou já está acontecendo. Considere isso como algum tipo de truque mental, se você quiser. Quanto mais você acredita, maiores as chances de se tornar realidade.

Aprecie

Como você provavelmente seguirá o jejum intermitente por um longo tempo, é crucial que aprenda a apreciar sua jornada. Muitas pessoas que tentam esta dieta acabam gostando depois de algum tempo. Isso geralmente acontece quando você aprende a apreciar a beleza de ser saudável e seu corpo começa a se adaptar ao seu novo estilo de vida.

Depois de pegar o jeito, você vai descobrir que o jejum intermitente é realmente muito divertido. Isto é principalmente porque as pessoas continuam esta dieta por longos períodos de tempo. Como discutido, é verdade que o jejum intermitente é o tipo de dieta que você pode praticar por um longo período, mesmo por toda a vida. Ao contrário de outros programas de dieta que as pessoas geralmente param quando perdem peso, a dieta JI pode ser seguida pelo tempo que você quiser.

A boa notícia é que quanto mais você pratica o jejum intermitente, mais você se acostumará com isso, mais fácil será, e mais saudável você se tornará.

Não Fume

Sim, não fumar também faz parte desta seção. Algumas pessoas tendem a fumar mais quando estão em jejum. Isso é bastante prejudicial, considerando os efeitos colaterais do tabagismo na saúde.

Também deve ser notado que o jejum intermitente não é apenas perder peso, mas é mais sobre ser saudável. E fumar não se encaixa no paradigma de ser saudável. Então, considere fazer um esforço para parar de fumar. Se você não puder parar de fumar imediatamente, você pode tentar diminuir gradualmente o número de cigarros que fuma todos os dias. O importante aqui é ser saudável. Às vezes, fumar também pode desencadear sua vontade de comer.

Claro, definitivamente não é fácil parar de fumar, mas é bastante possível se realmente quiser. Se você sinceramente sente que não pode abandonar esse hábito doentio e já foi escravizado por ele, então é só porque você ainda não percebeu sua força interior e seu potencial.

Essa é uma das coisas boas do jejum intermitente. Isso não apenas encorajará você a ser mais saudável, mas também fará com que você perceba sua verdadeira força - por sua vez, todas essas coisas irão adicionar uma mudança positiva em sua vida.

Não se Esforce Muito

Tentar com demasiadamente pode ser contraproducente, pois só irá aumentar os níveis de stress. Em vez disso, basta ter calma e. De fato, aproveite a vida. O jejum intermitente é muito simples. O único desafio aqui é ser paciente durante as horas de jejum. É desnecessário dizer que você não teria problemas durante o período de comer. No que diz respeito ao jejum, trata-se mais de descanso e aplicação de autocontrole. É simplesmente uma questão de tempo.

Felizmente, como este é um jejum intermitente, você não precisa esperar muito para chegar ao intervalo de alimentação. Se você pensar dessa maneira, verá que não há motivo algum para você se dar mal ou levar as coisas muito a sério. Apenas relaxe e aproveite a vida. Se você sentir que não pode completar o seu jejum e já está sofrendo muito, vá em frente e quebre o seu jejum e tente novamente na próxima vez.

Progresso Gradual

Você não precisa dominar o jejum intermitente imediatamente. Especialmente se você nunca jejuou antes. Sua nova dieta pode chocar seu corpo no começo, então tente jejuar em dias alternados. Tome nota que você não precisa apressar o processo de aprendizado. Na verdade, é aconselhável que você leve as coisas devagar e se desenvolva gradualmente.

Portanto, comece com o ciclo 16/8 e, em seguida, avance para 23/1 e alterne o jejum. Se você se acostumar a alternar o jejum, você pode tentar jejuar por dois dias consecutivos. No entanto, lembre-se de nutrir seu corpo adequadamente.

Ao contrário do jejum regular, em que você priva deliberadamente seu corpo de alimentos e nutrientes, o jejum intermitente permite que você coma durante o período de alimentação para ajudar a nutrir seu corpo. Então, se você está sentindo fome, lembre-se aguenta aí, isso também vai passar.

A Magia da Água

A água é seu melhor amigo quando você está em jejum intermitente. Portanto, é certo que falemos sobre isso. Sim, nós acreditamos que a água natural é bastante subestimada. O corpo humano pode sobreviver por muitos dias sem comida, mas não sem água. Na verdade, a maior parte do corpo humano é composta de água, até mesmo os músculos.

A água é também o elemento de limpeza número um do corpo. Se você quiser limpar o seu sistema, então beba muita água todos os dias. Muitos sugerem que você deve beber pelo menos 8 copos de água para limpar seu sistema de toxinas. Deve-se notar que este é o consumo médio recomendado. Se você se exercitar, você terá que beber mais de 8 copos por dia.

Agora, se você estiver em jejum, pode beber mais de 8 copos. De fato, quanto mais águabeber, mais você será capaz de limpar seu corpo de impurezas. Quando se deparar com as pontadas de fome (que você certamente irá), você pode beber água para se sentir satisfeito e saciado. De fato, a água é sua melhor amiga durante esses períodos de jejum. Claro, você também pode beber café ou chá, mas o conteúdo ácido pode prejudicar seu estômago. Além disso, se quiser limpar completamente o seu interior, então você não deve beber qualquer outra bebida, exceto água.

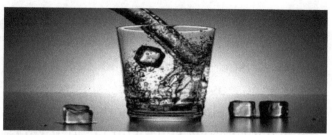

Também é uma boa prática beber água morna no início da manhã. Ativa seu sistema digestivo e o limpa. Também aumenta a temperatura do corpo, aumentando drasticamente o poder de queima de gordura do corpo. Sem dizer que a água tem zero caloria, por isso nunca vai engordar.

A maioria não consegue beber água suficiente porque não mantém a água à mão. Assim, você pode querer trazer uma garrafa ou recipiente portátil com você onde quer que vá para se manter hidratado. Para saber se você está bem hidratado, inspecione a cor da sua urina. Se estiver claro, significa que você está hidratado. Se não, então deve imediatamente beber mais água.

Esta é apenas uma maneira de aumentar sua ingestão diária de água. Você não precisa necessariamente beber água quente. Se quiser, também pode beber água fria. O importante é beber muita água para limpar e hidratar seu corpo.

Se você quiser evitar comer demais durante a janela de comer, um bom conselho é beber pelo menos dois copos de água por volta de 10 minutos antes de comer. Dessa forma, você se sentirá bem satisfeito antes de começar a comer e quebrar seu jejum. Se você jejuou e começou a sentir fome, você pode beber pelo menos 3 copos de água para conter a fome.

Vale a pena notar a diferença entre estar com fome e sentir fome. Na maioria das vezes, o corpo sinaliza fome, mesmo quando você não está precisando de comida. Entenda que você não está realmente com fome e só está sentindo fome no momento.

Neste caso, beber muita água e simplesmente deixar passar o sentimento por conta própria deve ser suficiente. Lembre-se de nossa regra quando você jejua: beba muita água.

Não confunda o jejum intermitente com o jejum de água. O jejum de água é quando você não come nada ou bebe outras bebidas, exceto água. Também não é possível para alguém seguir este jejum por um período prolongado.

Enquanto o jejum intermitente, você obtém um benefício adicional de limpeza do seu corpo de toxinas e impurezas, mas você pode usar essa dieta por toda a vida, que é outra razão pela quais muitas pessoas adoram jejum intermitente. Afinal, não é fácil mudar os hábitos alimentares repetidas vezes. Se você adota o jejum intermitente como estilo de vida, você se beneficiará de uma dieta saudável enquanto viver.

Capítulo 5
Jejum Intermitente Como Modo de Vida
O Estilo de Vida do Jejum Intermitente

O jejum intermitente pode ser considerado um estilo de vida? Bem, isso depende. Veja, o significado do jejum intermitente dependerá do que você faz dele. Se apenasvir isso como uma maneira de regular os períodos de alimentação e jejum, então é mais como qualquer outra dieta e não um estilo de vida.

Entretanto, se você levar isso a sério e avançar um pouco mais, onde você não apenas observa o período de janela, mas também segue as melhores práticas deste livro, como viver uma vida saudável e fazer escolhas alimentares mais saudáveis, então o jejum intermitente pode ser considerado um estilo de vida completo.

Na verdade, é recomendável que você o veja mais como um estilo de vida. Afinal, é seguro usar esse plano de dieta pelo tempo que você quiser - e é muito bom para você e seu corpo. Um problema comum é seguir uma dieta saudável apenas para voltar a ser insalubre depois de ter alcançado os resultados desejados.

Isso é comum para a maioria dos planos de dieta por aí, onde você segue uma dieta específica por algumas semanas ou meses, apenas para deixá-lo no final. Depois disso, você provavelmente ficará sem direção sobre o que fazer a seguir, fazendo com que você volte aos seus hábitos insalubres, o que estragará tudo o que você já trabalhou.

Com o jejum intermitente, você não precisa lidar com meros benefícios temporários, desde que seja seu estilo de vida. Sim, provavelmente levará algum tempo antes que você possa dominá-lo, mas ainda assim é possível, e você é a pessoa certa para fazê-lo.

Para transformá-lo em um estilo de vida, você primeiro tem que se acostumar com isso. E a boa notícia é que não é assim tão difícil.

Afinal de contas, ao contrário de um jejum regular onde você terá que ficar sem comida por dias e morrer de fome, o jejum intermitente permite que você coma e se acalme durante o período de alimentação - e isso é uma parte regular de sua rotina. Além disso, se você não pretende fazer um jejum alternativo ou outros, você pode ficar com o habitual 16/8 rápido. Na verdade, é muito fácil se acostumar com o ciclo 16/8.

A boa notícia é que depois de alguns dias, você pode facilmente aumentar o número de horas em jejum. Mais uma vez, você não precisa apressar o processo de aprendizado. O importante é se concentrar na qualidade e em como seu corpo se ajusta à dieta.

De fato, se você quiser tirar o máximo proveito do jejum intermitente, você precisa transformá-lo em um estilo de vida. Naturalmente, isso não significa que você não obterá nada se usar apenas por alguns dias. Afinal, os maravilhosos benefícios desta dieta estão disponíveis para todos aqueles que a aplicam em suas vidas.

Como estilo de vida, isso significa que você já estaria acostumado com a dieta. Deve-se notar que o ciclo 16/8 também é considerado como um jejum intermitente. Na verdade, é o ciclo de JI mais comum que você pode encontrar. Então, se quiser transformar rapidamente a dieta JI em estilo de vida, você pode simplesmente dominar o ciclo 16/8. Isso é algo que pode fazer em apenas algumas semanas, se realmente der o seu melhor. A partir daí, cabe a você, se deseja ou não construir um ciclo mais intenso ou não.

Na verdade, é uma benção aceitar o jejum intermitente como estilo de vida. Não é suposto ser um estilo de vida mundano projetado para fazer você sofrer. É, de fato, um maravilhoso modo de vida. Se você realmente quer viver uma vida saudável e realmente se sentir saudável, então você nunca vai errar com a dieta JI.

Ao contrário de outros planos de dieta que vão fazer você ficar fraco e passar fome por dias, a dieta JI fará se sentir bem com seu corpo. É por isso que muitas pessoas que mudam para o jejum intermitente param de procurar por alternativas de dieta e aderem apenas a essa.

Como estilo de vida, a dieta do JI definitivamente abrirá caminho para uma vida mais saudável e feliz. Claro, você só terá que se ajustar no começo, mas tudo vale a pena. Se você se concentrar, pode até transformar o jejum intermitente em um estilo de vida em apenas um mês.

O jejum intermitente é um estilo de vida que pode criar muitas mudanças positivas em sua vida. Além disso, influencia diretamente sua saúde. Assim, você certamente irá apreciar o quão benéfico é para o seu corpo.

É claro que, no começo, enquanto você ainda estiver aprendendo a dieta, seu corpo precisará de tempo para se adaptar, mas isso é apenas temporário. Após o período de ajuste, você pode finalmente continuar com o seu rápido intermitente sem problemas. Então, o queestá esperando? É hora de você fazer jejum intermitente como um estilo de vida e começar a viver uma vida verdadeiramente saudável.

Como se Socializar Quando Você está em Jejum

As pessoas nem sempre pensam nisso, mas você pode se surpreender com o quanto da sua vida social gira em torno da comida. Quando as pessoas se encontram, especialmente os adultos, há quase sempre a necessidade de ter boa comida servida à mesa. É como se você não pudesse se ver um ao outro sem comer. Quando você adere a um jejum intermitente, isso é algo que você pode ter que superar.

E, sim, você pode esperar lidar com isso muitas vezes, então é melhor conhecer o seu caminho e se acostumar com isso. Claro, isso não significa que você deve evitar encontrar seus amigos. Quando está em uma dieta JI, você é livre para ver seus amigos quantas vezes quiser.

No entanto, para evitar abandonar sua dieta, você precisa se preparar para a situação primeiro. Você pode esperar que, embora possa ter amigos que o aplaudam e encorajam ainda mais em sua dieta de JI, também pode haver aqueles que tentam fazer você mudar de ideia.

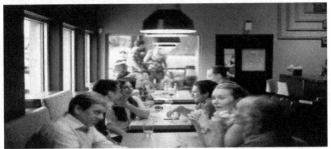

Lembre-se de que você não precisa discutir ou defender sua posição para ninguém. Basta lembrar por que você começou a dieta em primeiro lugar e como isso o ajudou até agora. É aqui que você precisa tomar uma posição firme e optar por manter a dieta JI.

Isto pode ser bastante difícil no começo, mas uma vez que você compreenda e aprecie o valor de fazer jejum intermitente, você não será facilmente convencido ou persuadido por outras pessoas a desistir.

Vamos agora discutir o verdadeiro desafio: ver comida sendo servida à sua frente, sem poder comê-la. Em tais circunstâncias, é melhor respirar fundo e relaxar. Eu sei que parece injusto e impossível, mas há muitas maneiras de lidar com isso.

Claro, o mais fácil seria agendar sua janela de horários de comer para coincidir com o tempo que você vai comer fora com os amigos. Infelizmente, o problema é que isso não é algo em que você possa confiar. Uma vez que você faz do jejum intermitente um elemento crucial do seu estilo de vida, às vezes você pode se sentir excluído durante a hora do jantar com os amigos. Então o que você pode fazer? Bem, enquanto isso é realmente desafiador, é algo que você precisa superar.

Este é o melhor momento para consumir bebidas que tenham zero caloria, como café e chá. Claro, você também deve se hidratar bem bebendo muita água. Você também pode lembrar que está se encontrando com seus amigos para passar tempo com eles. Você não tem que comer ou fazer qualquer outra coisa exceto falar e relaxar. Dessa forma, você será mais capaz de se concentrar em seus amigos em vez de permitir que a comida divida sua atenção. Se você é uma pessoa ocupada e raramente tem tempo para encontrar seus amigos, não permita que a comida seja uma barreira para você, já que o jejum intermitente fica mais fácil com o tempo.

Você deve perceber que socializar é sobre estar com as pessoas e não sobre comer. Esta cultura alimentar só se tornou popular no mundo moderno, onde todos sempre sentem a necessidade de comer. No entanto, exatamente isso que jejum intermitente faz: ensina a adaptar um estilo de vida saudável e a não ser controlado pela sociedade. Esta é uma decisão que você tem que tomar; e mais importante, você tem que cumpri-la.

Ok, quando você fizer isso, você pode esperar que seus amigos levantem as sobrancelhas e façam muitas perguntas. Nesta situação, muitas pessoas simplesmente preferem mentir e dizer que ainda estão satisfeitas para evitar falar sobre a dieta. No entanto, é melhor apenas ser honesto sobre isso e dizer a verdade: conte a todos sobre o jejum intermitente. Não hesite em compartilhar suas experiências sobre a dieta. De fato, achará essa abordagem mais benéfica para você, já que não precisará mais esconder o que está sentindo. Se você está com pessoas positivas, então as chances são de que vai se sentir mais motivado para continuar sua dieta. No entanto, apenas uma palavra de cautela, se você estiver com pessoas que sabe que tendem a ser negativos ou desanimadores, então é melhor ficar quieto e não falar sobre sua dieta.

Embora quando você se abrir para as pessoas sobre sua dieta JI, tenha em mente que não precisa se explicar para elas. Então, se encontrar alguém que é contra a ideia simplesmente, deixe-os ser. Depois de ter explicado o seu lado, você não precisa fazer mais nada. Cabe a eles acreditar em você ou não. Eles não são problema seu. Sua única obrigação é manter sua dieta e desfrutar de seus maravilhosos benefícios. Você não precisa provar isso para ninguém.

Conclusão

Obrigado por chegarem ao final do eBook. Espero que tenha achado este livro informativo e que possa se beneficiar das diretrizes mencionadas para alcançar seus objetivos, sejam quais forem.

O próximo passo é aplicar tudo o que você aprendeu e começar a aproveitar os benefícios do jejum intermitente. Lembre-se que ser saudável é uma escolha e sua dieta deve ser um modo de vida. Até agora, você já está armado com o conhecimento e as ferramentas corretas sobre o jejum intermitente. Como você já sabe, adquirir conhecimento por si só não é suficiente. Você também precisa transformá-lo em prática.

Como iniciante, espere que os estágios iniciais possam ser difíceis, especialmente quando você não estiver acostumado a jejuar. Para facilitar, faça isso gradualmente. Você não precisa se apressar e pular para um jejum de 16 horas imediatamente. Mais uma vez, você precisa se concentrar na qualidade da aprendizagem.

Quanto mais você for capaz de ajustar e dominar essa dieta, mais fácil ela se tornará para você, transformando-a em um estilo de vida.

Ao contrário de outros planos de dieta, recomenda-se considerar o jejum intermitente como um estilo de vida, em vez de um programa de dieta temporária para perder peso. Isto é principalmente porque a dieta JI é projetada para durar uma vida, simplesmente porque é para ser praticada por toda a vida.

Este livro deu-lhe todas as chaves que você precisa para se manter saudável. Agora cabe a você aplicar tudo que aprendeu e viver uma vida saudável e feliz.

CPSIA information can be obtained
at www.ICGtesting.com
Printed in the USA
BVHW042059180621
609896BV00013B/269